EMOÇÕES E SAÚDE

Gilberto Ururahy & Éric Albert

EMOÇÕES E SAÚDE

Um novo olhar sobre a prevenção

BICICLETA AMARELA
ROCCO

BICICLETA AMARELA
O selo de bem-estar da Editora Rocco Ltda.

Direitos para a língua portuguesa reservados
com exclusividade para o Brasil à
EDITORA ROCCO LTDA.
Av. Presidente Wilson, 231 – 8º- andar
20030-021 – Rio de Janeiro, RJ
Tel.: (21) 3525-2000 – Fax: (21) 3525-2001
rocco@rocco.com.br
www.rocco.com.br

Printed in Brazil/Impresso no Brasil

Ilustrações de capa e miolo: Bruno Liberati

Capa: Julia Liberati

Infográficos: Fernando Alvarus

Revisão de texto:
Proa Comunicação Estratégica
Antônio Marinho
Regina Zeitoune

Preparação de originais:
Bruno Fiuza
Pedro Vasquez

CIP-Brasil. Catalogação na fonte.
Sindicato Nacional dos Editores de Livros, RJ.

U78e Ururahy, Gilberto
Emoções e saúde: um novo olhar sobre a prevenção / Gilberto Ururahy , Éric Albert. – 1ª. ed. – Rio de Janeiro: Bicicleta Amarela, 2015.

ISBN 978-85-68696-19-4

1. Empresários - Rio de Janeiro (RJ). 2. Hábitos de saúde. I. Albert, Éric. II. Título.

15-26829 CDD-926.58
CDU-629:658

Este livro é dedicado aos nossos clientes, que, submetidos a check-ups médicos periódicos, nos forneceram inestimável fonte de estudo para o desenvolvimento desse trabalho. São vocês a nossa fonte de motivação, de modernidade e de inovação permanentes. São vocês que, sempre em primeiro lugar, são a razão da nossa existência. E, graças a vocês, nossas clínicas se tornaram *benchmark* para o mercado e o nosso conceito se implantou em algumas cidades brasileiras.

É dedicado, também, às nossas equipes de médicos que desenvolvem uma medicina preventiva do mais alto padrão técnico, com zelo e competência, sabendo ouvir, examinar e registrar as informações fornecidas por cada cliente, ao longo do tempo.

Ao nosso pessoal administrativo, pelo trabalho que realizam, focado na excelência da qualidade e na participação contínua de sua formação, e que buscam, através do respeito e da competência, o encantamento dos nossos clientes, uma das razões do nosso negócio.

Às equipes da Med Rio Check-up e do IFAS (Instituto Francês de Ação sobre o Estresse), os nossos sinceros agradecimentos. E, finalmente, às nossas famílias, que nos estimulam sempre e sabem perdoar as importantes horas subtraídas do convívio diário.

Agradecimentos especiais a todos os profissionais médicos ou não que participaram com contribuições para a elaboração deste livro.

Dr. Amélio de Godoy-Matos
Dr. Cláudio Gil Soares de Araújo
Dr. Galileu Assis
Dr. Gildásio Barbosa de Matos Filho
Dr. Flávio Magalhães da Silveira
Dr. José Mauro Braz de Lima
Dra. Mônica Tavares
Nutricionista Virginia Nascimento
Sra. Marie Bendelac
Dr. Ricardo Braga
Sra. Wanda Quadra
Sra. Margaret Moore, Fundadora da Wellcoaches e Codiretora do Institute of Coaching, afiliado à Harvard Medical School.

SUMÁRIO

CAPÍTULO 4

ADAPTAR-SE PARA SOBREVIVER

CAPÍTULO 5

ESTRESSE CRÔNICO –
VETOR PARA O ESTILO DE VIDA INADEQUADO

CAPÍTULO 6
MELHOR QUE CURAR É PREVENIR

CAPÍTULO 7
WELLNESS COACHING – NOVA FERRAMENTA PARA O BEM-ESTAR

PREFÁCIO

Nossos ancestrais diziam "é melhor prevenir do que remediar". A prevenção deve fazer parte da educação do indivíduo desde a infância. Os pais atuais, talvez por falta de conhecimento, ou por não saberem dar limites aos seus filhos, permitem que crianças, desde a tenra idade, desenvolvam hábitos de vida pouco sadios e se transformem em adolescentes obesos, sedentários, hiperativos e sem foco em suas tarefas diárias.

É notório o desenvolvimento da obesidade na infância e na adolescência. Esta condição nefasta para a saúde se transformou em epidemia, com altos custos para a sociedade, que, mal-informada, se torna, por seu lado, conivente com novos hábitos de vida que impactarão fortemente na saúde do homem adulto. Observemos: inicialmente, não temos uma política pública voltada para a merenda escolar. Vemos jovens indivíduos consumindo merenda rica em carboidratos, muito açúcar e farináceos.

Por outro lado, o estímulo à atividade física é frágil nas escolas e é facilmente contornado por mensagens de pais, alegando qualquer razão para que o filho não a pratique. Observamos o comportamento das crianças em seu cotidiano. Passam muito tempo diante de tablets, computadores, muitas vezes jogando ou mesmo interagindo em redes sociais (os pais não dão limite) e são permanentemente estimuladas a produzir mais hormônios do estresse, adrenalina e cortisol que as induzem a usar alimentos hipercalóricos, ricos em açúcares que as conduzem à hiperatividade e ao ganho de peso. Praticam pouca atividade física, o que facilita também o ganho ponderal e, consequentemente, não atenuam as ações da adrenalina e do cortisol em seus corpos. Bebem refrigerantes ricos em cafeína e açúcares e o ciclo se estabelece: muitos estimulantes – adrenalina, cortisol, açúcares, cafeína, alimentação hipercalórica; noites maldormidas, cansaço e hiperatividade.

Nossas crianças estão sofrendo com o estilo de vida que adotam, com o consentimento dos pais e das autoridades da saúde pública brasileira. Há algum tempo, nossas autoridades despertaram quanto aos malefícios do tabagismo e o alto custo gerado para a sociedade, decorrente de tantas doenças provocadas pelo vício nefasto. Iniciaram com campanhas em maços de cigarro; a mídia foi proibida de publicar anúncios pertinentes e o resultado foi uma queda vertiginosa no consumo de cigarro por adultos.

Da mesma forma, é tempo de nossos políticos e homens de saúde pública brasileira se rebelarem e exigirem das indústrias de refrigerantes rótulos em suas garrafas, latas ou embalagens, demonstrando o percentual de açúcares e cafeína na composição de cada bebida. E alertar à população quanto aos efeitos adversos à saúde, como, por exemplo: insônia, obesidade, hiperatividade, entre outros problemas, tal como é feito nos maços de cigarro.

A título de constatação, é fácil comparar o perfil de saúde de uma criança francesa (que não usa refrigerante em seu cotidiano) e o de uma criança americana. Em relação à adolescência, *gap* entre a infância e a idade adulta, as agressões ao corpo ganham novos componentes. Além da enorme diversidade de comunicação facilitada pela internet, e-mails, redes sociais, quando usam seus celulares portáteis, como se fossem extensão de seus corpos; sendo permanentemente estimulados pelo mundo web, crescem indivíduos sem foco, com pensamentos rápidos e argumentos ricos, entretanto, na maioria dos casos, sem um norte, decorrente do excesso de informações que recebem e da necessidade de responder às demandas.

A resposta do corpo diante de tanta demanda virtual está na produção constante dos hormônios gerados pelo estresse decorrente. Muita adrenalina e cortisol são injetados na circulação sanguínea dessa população. Outro elemento importante é a alimentação desequilibrada, que passa a ser uma constante. O fast-food é alimentação privilegiada: sanduíches turbinados em gorduras, carboidratos em excesso, tudo acompanhado por grandes volumes de refrigerantes.

Muitos também usam o álcool, principalmente a cerveja, como fonte de hidratação. Aqui também fazemos um apelo às autoridades envolvidas e responsáveis pela saúde pública brasileira: é tempo de chamar a atenção da população, através de campanhas educativas e aplicação de rótulos em embalagens de bebidas e alimentos, com os percentuais de gorduras, álcool e açúcares que integram os produtos a serem consumidos, e alertar que provocam obesidade, diabetes, ganho de peso corporal, aumento de risco de hipertensão, dependência, agressões ao fígado e aos neurônios.

Trata-se de uma jovem população que levará para a idade adulta um estilo de vida inadequado que impactará em doenças crônicas e altos custos para a saúde pública. Não é raro em nossa prática médica deparar com jovens adolescentes apresentando em seus exames altos níveis de colesterol, de depressão, de pressão arterial, pois são obesos e sedentários.

Em relação aos adultos, as páginas a seguir demonstrarão o quanto o estresse, estimulado pelas emoções do cotidiano, impacta na saúde do indivíduo. O livro apresenta o elo entre as emoções e a saúde. Quando a saúde se fragiliza, a doença se instala. Somos corpo e alma, físico e emoção, como definiu o gênio Leonardo da Vinci. Não há dissociação.

A tradicional e milenar medicina chinesa demonstra que cada órgão vital do corpo, ao ser estimulado por uma emoção, reage. Quando o indivíduo é muito preocupado, o pâncreas é estimulado. Quando a raiva se apresenta, o fígado responde negativamente. A alegria está relacionada ao coração; o medo, a problemas renais e a tristeza, a doenças pulmonares.

O homem moderno vive em estresse constante. Muita adrenalina e cortisol são transmitidos pelas glândulas suprarrenais para a circulação, o que induz a um estilo de vida pouco saudável. Em longo prazo, as capacidades energéticas do corpo se esgotam. As doenças fatais e crônicas encontram espaços para progredir. Como diziam nossos ancestrais "Melhor que curar é prevenir!".

Este livro preenche um parêntese importante em nossa literatura médica e demonstra a importância da prática da prevenção com a saúde, nosso principal patrimônio.

PROFESSOR DR. PIETRO NOVELLINO,
Presidente da Academia Nacional de Medicina

APRESENTAÇÃO

Em 1990, com a abertura da Med Rio Check-up, no Rio de Janeiro, iniciavam-se nossos trabalhos voltados para a Medicina Preventiva. Naquela ocasião, 85% dos clientes da clínica eram homens e mulheres oriundos de empresas multinacionais, cujas matrizes no exterior praticavam a cultura da prevenção e da promoção da saúde de seus integrantes.

À medida que os check-ups médicos eram realizados, coletávamos preciosas informações sobre a saúde dos executivos. Aos poucos, desenvolveu-se um minucioso banco de dados, que, posteriormente, serviria de base para a mais completa pesquisa sobre o "Perfil de saúde do executivo".

Em 1994, com farto material de estudo, um dado nos chamava a atenção: os níveis elevados de estresse vividos pela população examinada. Logo se constatou que havia relação direta deste estresse com o desenvolvimento de doenças das mais diversas características, agudas e crônicas, dependendo das individualidades.

Nesse mesmo ano, durante um encontro na França, com o fundador do IFAS (Instituto Francês de Ação sobre o Estresse), o doutor Éric Albert, iniciamos uma parceria que resultou no lançamento de dois livros, ao longo do tempo: *Como se tornar um bom estressado* – 1997 (Salamandra) e *O cérebro emocional – As emoções e o estresse do cotidiano* – 2005 (Rocco).

Com o passar dos anos, o banco de dados da clínica carioca foi enriquecido com informações pontuais sobre o estilo de vida do homem moderno. Foram analisados o impacto na saúde, na interação com o meio ambiente e os níveis de estresse vividos nos cenários global, profissional, pessoal e familiar. Também foram agregadas informações sobre o seu histórico familiar de doenças, portanto, sobre a genética de cada um. Cruzaram-se todos esses dados com as avaliações médicas feitas por médicos especialistas, complementados por exames laboratoriais e de imagem. O resultado foi um amplo painel médico integrado da saúde do homem atual, que apresentamos neste livro e que se encontra em permanente evolução.

Os estudos sobre o estresse avançaram, tanto no Brasil como na França. Do lado francês, o IFAS também enriqueceu o seu banco de dados, incorporando estatísticos à sua estrutura, e desenvolve vasta literatura sobre o assunto, no campo corporativo. Ressalte-se que não somos pesquisadores, mas, confrontados em nossa prática médica com as agressões do estresse na vida das pessoas, fomos observando como as emoções negativas, que conduzem a pensamentos também negativos, aumentam a vulnerabilidade dos indivíduos.

Por outro lado, as emoções positivas, aquelas que motivam, são fonte de criatividade, de prazer e vida. Um dos objetivos de nosso livro é apoiar as pessoas na gestão das suas emoções. Essas emoções determinam nossos atos, nos dão energia para agir, amar, viver, mas também para sofrer e adoecer. Muitas vezes somos obrigados a não demonstrá-las e, sobretudo, freá-las, como se fosse possível esconder uma emoção sem que ela venha aflorar de uma maneira ou de outra.

A emoção não se limita à esfera pessoal. Está ligada a todas as facetas de nosso cotidiano. É o combustível da vida. No plano científico, a emoção ainda é um mistério. Trata-se a nosso ver de uma mistura fisiológica complexa de hormônios, neurotransmissores, neurônios e circuitos cerebrais especiais transmitidos para todos os órgãos de nosso corpo, somada a fatores psicológicos que induzem nosso comportamento.

Hoje completamos 25 anos de atividades ininterruptas, voltadas para a Medicina Preventiva. Realizamos mais de cem mil check-ups médicos em homens e mulheres das mais diversas nacionalidades. Não temos dúvidas em afirmar que o estresse crônico vivido pelo homem moderno é o principal fator de risco para a sua saúde.

Os hormônios gerados por esse estresse induzem ao estilo de vida inadequado, nada saudável para a saúde. Hoje, ainda somos, na absoluta maioria, indivíduos sedentários, que se alimentam mal e dormem um sono de pouca qualidade. Assim, a longo prazo, as doenças encontram espaço fértil para se desenvolver.

A humanidade convive com mudanças em permanência em seu cotidiano. E a velocidade dessas mudanças em nossas vidas é absurdamente grande. A cada mudança, o corpo necessita se adaptar. O custo da adaptação é o estresse crônico vivido pelo homem contemporâneo.

Diante de tanto estresse, as portas do corpo estão abertas para as mais diversas doenças. Este livro destina-se ao público em geral e, em especial, ao executivo homem e mulher. Nele, mostramos alguns caminhos para a boa prevenção. Melhor que curar é prevenir. Apresentamos também uma nova ferramenta – o Wellness Coaching – para a boa gestão de seu estilo de vida.

GILBERTO URURAHY,
diretor médico da Med Rio Check-up

CAPÍTULO 1

EMOÇÃO E RAZÃO

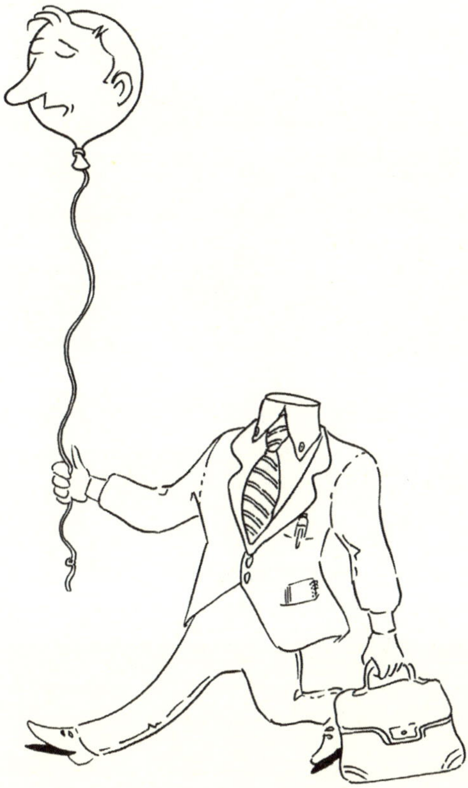

CÉREBRO, UM ÓRGÃO QUE TRANSCENDE A COMPLEXIDADE

É provável que você já tenha enfrentado situações – familiares, profissionais ou sociais – nas quais todos os fatos estão a seu favor, e a solução parece ao alcance da mão... Mas o outro lado recusa-se a reconhecer os argumentos que lhe são apresentados e a atuar de acordo com a lógica aparente. Se os dois lados admitissem que negociar, avaliar e decidir são questões ligadas mais à emoção que à razão, e entendessem como isso ocorre, o quadro poderia ser diferente, evitando-se a frustração, o ressentimento e os rompimentos.

A ideia da superioridade da razão sobre a emoção influenciou os filósofos por séculos, desde Platão e Aristóteles, e consolidou-se na famosa máxima cartesiana "penso, logo existo". Como se as paixões fossem prescindíveis, a ciência também manteve durante muito tempo a separação entre o corpo e a mente, antes de admitir que as emoções são parte indispensável da nossa vida racional e do comportamento em sociedade, e estão na origem daquilo que constitui o ser humano.

Desde o nascimento, somos nutridos tanto de emoções como de leite – a falta de um desses elementos pode conduzir o recém-nascido à morte ou à psicose. Não se vive sem afeto. A psicanálise demonstrou como as primeiras emoções estruturam a personalidade: ultrapassados os momentos iniciais da vida e a fase de crescimento, as emoções continuam a nos mover. A maturidade não é a "idade da razão", ainda que a experiência amplie nossa capacidade de identificar as emoções e até mesmo, em alguns casos, "domesticá-las" progressivamente.

Para muitos, num mundo perfeito, tudo seria racional e calculado. Mas que sentido teria a existência? O cérebro, o sistema mais complexo do corpo, pensa a partir das emoções, segundo as neurociências, e não da quantidade de informações armazenadas. As emoções são tão inerentes ao ser humano que estão inscritas no nosso patrimônio genético. Ao regularem nossa percepção do meio e das relações com os outros, são elas que provocam um batimento mais acelerado do coração, uma súbita palidez, uma respiração ofegante, um nó na garganta, uma paralisia súbita das pernas.

O termo "emoção" vem do latim *emovere*, que significa colocar em movimento. Qualquer perturbação, mesmo passageira, provoca uma reação fisiológica: o corpo se expressa sem se importar com o que gostaríamos que ele fizesse. Preferiríamos, por exemplo, não ter um pico de pressão arterial elevada durante uma discussão acalorada ou não corar ao nos sentirmos constrangidos. Nossa razão, porém, é incapaz de alterar o diálogo permanente que as emoções mantêm com o corpo e o cérebro.

O que consideramos emoção inclui a maneira de processar os sentimentos e reagir a eles. Ainda no século XIX (1872), Charles Darwin constatou que as emoções servem a um importante propósito na cadeia da evolução. De acordo com Darwin, há seis emoções primárias, quase instintivas, que a evolução fez emergir antes dos pensamentos: alegria, tristeza, medo, surpresa, desgosto e raiva. Mas elas são insuficientes para que o ser humano reaja aos desafios do ambiente, e o neurocientista António Damásio as distingue das emoções sociais, essenciais para o convívio em grupo, e dos sentimentos, originários da autorreflexão.

Para a continuidade da espécie, é preciso transmitir a informação genética. Ao provocar respostas físicas, como visão mais clara e reflexos mais vivos, o medo, por exemplo, serve para que o ser humano (e também o animal) se proteja do perigo, lutando ou fugindo a fim de sobreviver e passar seus genes adiante. Emoções como o amor e a luxúria garantem a reprodução. Diante de um cachorro prestes a atacar ou de uma mulher bonita entreabrindo os lábios e cruzando as pernas, o cérebro avalia o estímulo e produz uma reação emocional que leva o corpo a servir aos propósitos de sobrevivência e reprodução.

APTIDÃO PARA DECIDIR

A razão é uma ferramenta que usamos para refletir, mas as decisões que apoiam nossa capacidade de adaptação e nos fazem perseguir objetivos derivam das emoções, sem as quais o ser humano funcionaria como uma máquina. Um grande desafio é utilizar as emoções como estímulo à ação, em vez de como fator de inibição. Existem emoções que se tornam uma necessidade interior, fundamentais para gerar o impulso que nos faz levantar todas as manhãs. É assim que um atleta treina todo dia, para vencer uma competição ou quebrar um recorde, e um jovem antecipa o início de sua vida universitária estudando madrugada adentro.

A disponibilidade para o que é novo ou prazeroso nos torna mais "vivos" e criativos. Determinadas pessoas colocam grande carga de energia em situações que as estimulam, ainda que pareçam tediosas aos outros. Observe uma criança que passa horas fazendo castelos de areia na praia, sem o menor sinal de cansaço, um surfista que aguarda uma boa onda o dia inteiro ou uma cozinheira que prepara diariamente o mesmo prato apreciado. Os olhos brilham, eles parecem felizes, apaziguados, bem-dispostos.

Agora observe um empresário de sucesso que não consegue reduzir o ritmo de trabalho e que, depois de ganhar muito dinheiro, sem, por vezes, jamais poder gastá-lo, continua em busca de mais sucesso e mais dinheiro. Ele recusa-se a alterar a rotina, baseando sua decisão em argumentos "racionais", ainda que uma série de distúrbios de saúde prejudique sua qualidade de vida. Que emoção intrínseca leva a essa escolha? O que existe por trás da determinação que gera desequilíbrio? Decidir é, de certa forma, uma opção de risco (o de se enganar) e renúncia (o que não foi escolhido), mas há pessoas que não dão a si mesmas o direito de desafiar uma trajetória estruturada.

Estudos sobre decisões econômicas individuais mostraram que a carga emocional ligada ao risco predomina sobre os aspectos racionais. Tanto o empresário que faz investimentos tão arriscados que lhe provocam insônia como aquele que opta por segurança estão convencidos de que suas decisões amparam-se em fatos, estatísticas e relatórios, quando na verdade elas se devem às emoções – e isso envolve uma série de fatores, inclusive a história familiar.

RAZÕES QUE A RAZÃO DESCONHECE

Mesmo que a emoção seja primariamente uma reação, chega-se a ela devido a uma cadeia de eventos, a começar pela avaliação que o cérebro faz dos mecanismos ligados ao processamento dos estímulos externos (visuais e auditivos, entre outros) e internos (pensamentos). Como dizia Pascal, há razões que a própria razão desconhece. A avaliação pode ser automática ou incorporar o processamento da identificação do estímulo e seu contexto. Diante de um suculento bife, a reação emocional vai depender do seu gosto ou sua aversão por carne e da extensão da sua fome. Se você e sua namorada sentirem o mesmo prazer ao degustar uma taça de vinho ou ao apreciar o pôr do sol, isso significa que compartilham um padrão de atividade similar no córtex cerebral, o que poderá ser útil para uma futura vida em comum.

O corpo é um dos tripés que nos constituem. Dotado também de cérebro – a parte mais complexa do corpo – e história, o ser humano existe em relação com os outros, o amor, o trabalho e a sociedade. Ao longo da vida, são tantas as alterações, das hormonais às familiares e socioeconômicas, que o corpo com frequência não suporta e adoece. O adolescente cujos pais se divorciam ao mesmo tempo que vivencia o primeiro amor, a mulher que entra na menopausa, o homem que se aposenta e vê diminuir sua libido: múltiplas mudanças afetam a todos nós, independentemente de gênero, idade e classe social, e inevitavelmente produzem perturbações no cérebro e no corpo.

Não precisamos ficar inertes diante das emoções. As exigências de cada momento nos obrigam a regulá-las em prol da nossa saúde mental. Por exemplo, muitas pessoas sabem que precisam superar o temor de falar em público para não prejudicarem suas carreiras e se preparam para isso. Profissionais como médicos e bombeiros também se preparam para manter um distanciamento emocional das cenas duras que enfrentam, de modo a atender os que deles necessitam.

Uma pesquisa conjunta do UCL (Institute of Cognitive Neuroscience) e da Universidade de Ghent mostrou que diferentes áreas cerebrais são ativadas quando uma pessoa suprime uma emoção porque decidiu por si mesma ou porque recebeu um comando externo. E, segundo o neurocientista Robert Levenson, conseguimos modificar o que sentimos diante de um estímulo, reavaliando seu significado, a depender da ocasião. Também podemos alterar algumas reações emocionais através de atitudes físicas, como fazer uma inspiração profunda ou controlar a expressão facial. Esse tipo de regulação é um componente importante dos sistemas de processamento emocional do cérebro.

EMOÇÕES: COMO LIDAR COM ELAS

Entre as emoções sociais relacionadas por António Damásio estão simpatia, vergonha, culpa, orgulho, inveja, admiração, ciúme, contentamento e indignação. Para interpretar essas emoções, os sentimentos surgem quando entram em ação as regiões somatossensoriais do córtex cerebral, altamente desenvolvido no ser humano. Damásio levanta a possibilidade de chimpanzés sentirem pena, uma emoção social, porém eles não têm consciência disso. Também o cachorro coloca o rabo entre as pernas, como se estivesse envergonhado, após cometer um erro. Mas a capacidade de autorreflexão é exclusiva do ser humano. A vergonha tem a função de nos alertar para que evitemos reproduzir, no futuro, o mesmo comportamento na mesma situação.

À medida que crescemos, podemos nos distanciar de modelos passados. Adotamos novas atitudes, amadurecendo nossa visão de mundo, chamada representação, que permite dar sentido às informações recebidas. As representações mudam, para o bem e para o mal. Se as emoções se tornam principalmente negativas, e surge um distúrbio depressivo, por exemplo, a vida fica monótona, e o futuro parece incerto. Pequenos problemas do cotidiano passam a exigir enorme esforço para ser equacionados. A emoção negativa interfere em nosso comportamento – agimos como a criança cujo medo do escuro persiste depois de ouvir a explicação de que o risco não está no escuro.

Tomar consciência da emoção negativa é o primeiro passo para lidar com ela. Observe-se um adulto jovem que vive com medo de desagradar à namorada, ao patrão ou aos pais. É uma reação que recria a necessidade arcaica ligada ao medo que fazia o homem primitivo agir para defender a própria vida, mas que no presente não traz benefícios. Todos conhecemos pessoas que se mostram muito agressivas na defesa de um ponto de vista ou que explodem de raiva ao serem contrariadas, como se sua sobrevivência estivesse ameaçada.

Quem não sabe identificar e enfrentar a emoção procura desdenhá-la. Na vida profissional, a racionalização obedece à ideia de que a emoção não é funcional. Dirigentes empresariais que afirmam jamais se guiarem pelas emoções, positivas ou negativas, mas são afetados pelo estresse crônico, esquecem que esse é, sim, uma emoção! Aliás, o estresse crônico é uma das emoções negativas mais destruidoras, tanto para a saúde (o corpo não resiste às pressões e adoece) como para as relações pessoais e familiares.

Há um número muito menor de pesquisas sobre a alegria, a única emoção primária positiva, do que sobre as outras emoções. A alegria e o bom humor nos tornam mais criativos, corajosos e abertos a enxergar as qualidades dos outros. Uma pessoa alegre cria em torno de si um círculo virtuoso. Seja na educação de filhos ou na gestão de pessoas, o elogio e o reconhecimento são mais eficazes e motivadores que as críticas e as acusações.

O quadro resume as causas e as funções das emoções simples.

EMOÇÕES	CAUSA	FUNÇÃO
Alegria	Sucesso, reconhecimento	Autorreforço, motivação, recompensa
Tristeza	Perda	Antecipar-se para evitar a dor, atrair a compaixão e o apoio dos outros
Medo	Perigo (real ou potencial)	Preparar-se fisiologicamente para o enfrentamento
Raiva	Frustração	Intimidar o adversário para evitar o combate
Surpresa	Novidade	Favorecer a descoberta e a evolução
Desgosto	Coisas tóxicas	Evitar o que faz mal (odores, alimentos)

OS CAMINHOS DAS EMOÇÕES

Para enfrentar os desafios à saúde física e mental, bem como os problemas comuns da vida (fome, sono, reprodução), o corpo produz um conjunto de respostas neuronais, neuroendócrinas e metabólicas. Já sabemos que, antes de se traduzirem em pensamento, as emoções se traduzem no corpo, em manifestações às vezes extremas – como infarto do miocárdio e acidente vascular cerebral. Também sabemos que as áreas que ativamos no cérebro não são as mesmas para rir ou chorar.

Agora, os avanços da neurociência permitem que se compreendam cada vez melhor o circuito nervoso e as novas nuances dos processos biológicos do cérebro. As emoções se tornaram detectáveis através de registros gráficos ou dosagem de hormônios, e técnicas de obtenção de imagens cerebrais – tomografia e ressonância magnética – fornecem mapeamentos espaçotemporais detalhados dos episódios elétricos e metabólicos que sustentam as atividades mentais.

Nosso sistema nervoso central contém bilhões de células, os neurônios, que se intercomunicam e percorrem o corpo, desde o primeiro dia de vida, passando por várias fases de amadurecimento e assumindo funções específicas. O cérebro agrupa as informações e as organiza de maneira única. Ao reagir a determinados eventos, ele ativa uma rede de neurônios que dá início a um comportamento previsível e à formulação do pensamento. Os neurônios são compostos por um núcleo e por prolongamentos finos e longos, os axônios e dendritos. No tecido cerebral, esses prolongamentos conectam a maioria dos neurônios a células vizinhas muito próximas umas das outras e que não se tocam. Cada neurônio, através de seus prolongamentos, está em contato com um universo de 10 a 100 mil outros neurônios.

A REDE DE TRANSMISSÕES

As células nervosas contêm informações que precisam ser transmitidas para que o organismo funcione de maneira adequada. Os axônios que partem dos corpos celulares dos neurônios são como fios naturais que transportam o impulso nervoso, que se manifesta como uma corrente elétrica. Eles encontram os dendritos na sinapse, nome dado à fenda existente entre os neurônios e também aos contatos que estes estabelecem. Os impulsos nervosos passam de um neurônio para outro, a transmissão ocorrendo como um sinal químico sob a forma de uma substância chamada neurotransmissor ("neuro" por se referir ao sistema nervoso, "transmissor" por promover o funcionamento de diversas estruturas).

O neurotransmissor funciona como uma chave que, ao se encaixar na fechadura certa, abre uma porta e forma o impulso nervoso, que, por sua vez, se propaga para o neurônio seguinte até a próxima sinapse. O cérebro funciona com uma infinidade de circuitos nervosos, baseados em neurotransmissores com funções variadas. Antes se acreditava que um determinado neurônio liberava somente um tipo de neurotransmissor.

ENTENDA COMO OCORRE A COMUNICAÇÃO ENTRE NEURÔNIOS

Hoje também se sabe que os neurônios têm a capacidade de se regenerar. Ao se reorganizarem, eles compensam deficiências, e é por isso que pessoas afetadas por determinadas doenças recuperam gestos e emoções, e todos nós podemos alterar comportamentos que pareciam solidificados. Uma pequena mudança num neurônio leva à mudança em outro.

As emoções tomam forma definida no cérebro e são integradas às informações que chegam ao corpo, que dá aos eventos um registro positivo ou negativo. Ao estudar a reação das pessoas a acontecimentos marcantes de suas vidas, mediante imagens funcionais de diversas áreas cerebrais, Damásio comprovou que determinadas emoções mobilizam alguns conjuntos de neurônios e que, por exemplo, os mapeamentos cerebrais da alegria mostram resultados diferentes dos da tristeza.

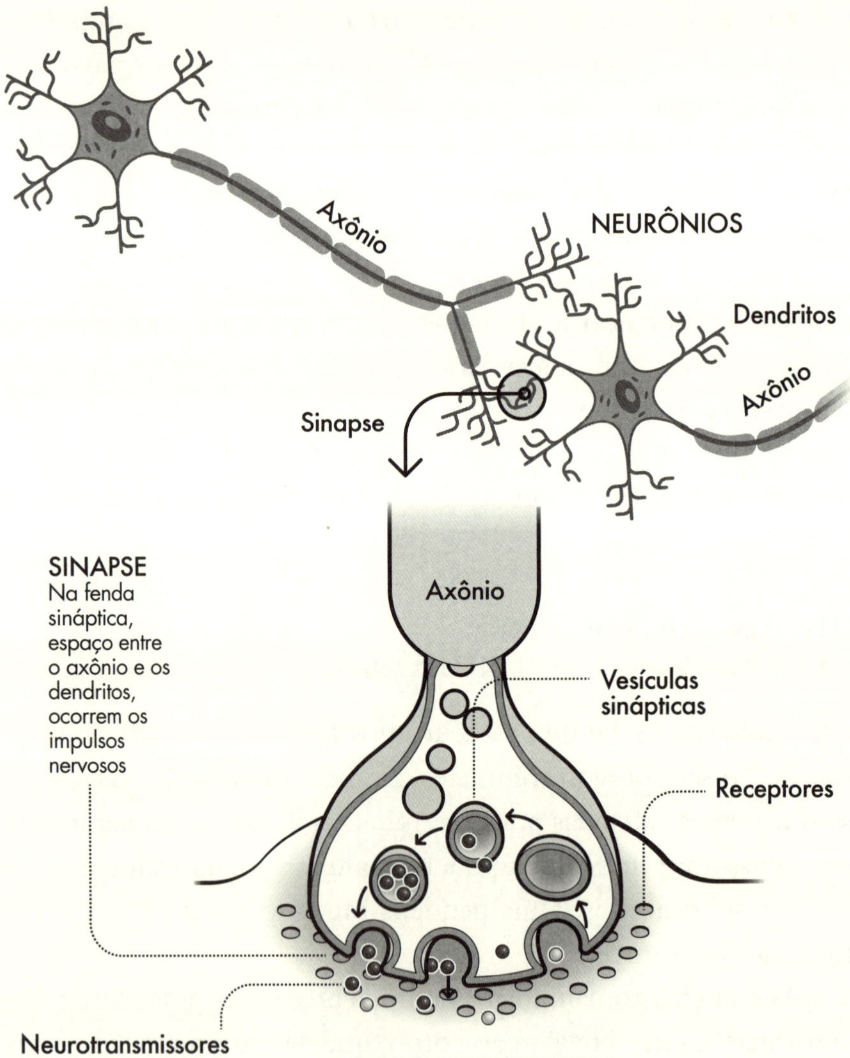

Entre os neurotransmissores, podemos destacar:

ACETILCOLINA, que inicia a contração muscular, participa do despertar, da atenção, da reação de raiva, da agressão e da sexualidade.

DOPAMINA, responsável pelo controle dos movimentos e da postura, regula também o humor, a fome, a sensação de calor e frio e a atividade sexual. A perda da dopamina em certas áreas cerebrais acarreta a rigidez muscular típica do mal de Parkinson.

NORADRENALINA, que atua na coordenação da reação "luta ou fuga" gerada pelo estresse. As alterações da sua atividade podem repercutir em várias funções, entre elas a frequência cardíaca e a pressão arterial.

SEROTONINA, que participa da regulação do sono, do humor, do apetite e da dor. Um distúrbio nas suas ações pode conduzir à depressão e ao suicídio.

GABA (ácido gama-aminobutírico), que contribui para o controle motor, da visão e de outras funções do córtex cerebral. Regula também a ansiedade.

O CÉREBRO EM AÇÃO

As estruturas físicas e bioquímicas constituem 20% do cérebro (80% do órgão são constituídos por água). As estruturas anatômicas se dividem em três camadas superpostas ao longo da evolução, com funções baseadas no movimento, nas emoções e no intelecto.

CÉREBRO PRIMITIVO – instintivo e reflexo.
CÉREBRO INTERMEDIÁRIO – emocional, formado pelas estruturas do sistema límbico.
CÉREBRO SUPERIOR – intelectual.

Ao contrário do que ocorre num infarto do miocárdio, em que o cirurgião ultrapassa a obstrução de uma artéria coronária através da ponte venosa (safena) ou arterial (mamária ou radial), inexistem próteses para traumas no emocional. Nesses casos, a medicação e/ou as terapias são necessárias para que a pessoa se livre das emoções negativas.

O cérebro emocional controla a fisiologia corporal – o ritmo cardíaco, o apetite, a libido, o sistema imunológico. Pelo cérebro emocional, ou intermediário, localizado na parte interna dos hemisférios cerebrais, passam todas as emoções, as quais, por sua vez, desencadeiam no corpo reações visíveis, como as lágrimas e o rubor facial, e mensuráveis, como a pressão elevada e o aumento dos batimentos do coração. A reação do organismo ante uma emoção ou o estresse é idêntica, pois ambos fazem o mesmo percurso no nosso corpo.

A memória, a par de suas outras funções, é importante para a defesa do corpo. É ela que regula o desejo de evitar uma lembrança desagradável ou recuperar uma emoção positiva, servindo assim para prevenir o futuro.

Boa parte da função cerebral ocorre no córtex, a camada mais externa do cérebro, uma espécie de linha de montagem do pensamento. Esse córtex é separado em grandes lobos (frontal, parietal, temporal, occipital, cerebelo e tálamo), cada um com funções específicas. Os lobos parietais, por exemplo, são responsáveis por você sentir dor e entender a comunicação oral, ao passo que os temporais são responsáveis pela memória de curto prazo. As informações vindas do corpo podem modificar o meio interno cerebral e criar emoções; inversamente, o cérebro contribui para modificar o meio interno a fim de preparar o corpo para iniciar as reações.

O sistema límbico, centro das emoções, não é uma estrutura, mas um conjunto de caminhos que incorporam estruturas localizadas em regiões profundas do cérebro, como a amígdala. Por exemplo, em situações de perigo real ou imaginário, nossos olhos e ouvidos enviam um pedido de socorro à parte do córtex voltada para o processamento das informações sensoriais. O córtex envia sinais à amígdala, que entra em ação para também processar essas informações – e logo o corpo responde, antes de ocorrer o processamento consciente da informação. No caso do odor, a amígdala também recebe a informação do córtex, que por sua vez a recebeu do nervo olfativo que o contorna, e o corpo igualmente reage antes de processar a informação.

O EQUILÍBRIO DE SENTIMENTOS

O vaivém das emoções está representado no sistema nervoso autônomo, que é comandado pelo hipotálamo e subdivide-se em dois grupos de nervos:

SISTEMA NERVOSO SIMPÁTICO – É o sistema que acelera nosso organismo, preparando-o para a atividade física ou intelectual. Os neurotransmissores envolvidos na atividade simpática são a adrenalina e a noradrenalina. O sistema nervoso simpático dilata os brônquios e as pupilas, acelera a atividade cardíaca, aumenta a transpiração e a pressão arterial e diminui a atividade digestiva.

SISTEMA NERVOSO PARASSIMPÁTICO – Freia nosso organismo, a fim de reduzir os gastos energéticos. As funções digestivas, a libido, a produção de insulina e a contração dos brônquios e das pupilas são estimuladas pelo parassimpático, cujo neurotransmissor é a acetilcolina. A atividade cardíaca, por sua vez, é diminuída.

A natureza é sábia. Nosso cérebro está protegido por uma caixa óssea, o crânio, e, dentro dela, no osso que forma a base do cérebro, existe uma cavidade onde se situa a hipófise, glândula que comanda todo o sistema endócrino e está ligada ao hipotálamo. O hipotálamo comanda o sistema nervoso autônomo e produz o HLC (hormônio liberador de corticotropina), que, por sua vez, estimula a hipófise a produzir o ACTH (hormônio corticoestimulante).

As emoções, como já vimos, começam no cérebro e se propagam pelo corpo. A grande resposta deste ao estresse se faz a partir da ligação cérebro-sistema endócrino – o eixo hipotálamo-hipófise-glândulas suprarrenais. Conduzido pela corrente sanguínea até as glândulas suprarrenais (duas pequenas glândulas sobre os rins), o ACTH as estimula a produzir vários hormônios, entre eles, os do estresse, cortisol (hidrocortisona) e adrenalina.

Quando o cérebro interpreta uma circunstância como ameaçadora ao equilíbrio interno, ativa os neurônios para deslancharem um determinado padrão de atividade. O organismo se mobiliza para desenvolver a Síndrome Geral de Adaptação ou Reação de Estresse. Essa lhe permitirá adequar-se para enfrentar o agente estressor, ou seja, qualquer nova situação ou sensação que coloca o corpo em estado de alerta e torna o indivíduo mais vigilante (provocando a aceleração da respiração e da circulação, além de aumentar o metabolismo, a secreção de hormônios e de neurotransmissores).

De posse dessas informações, veremos como isso acontece.

CAPÍTULO 2

PARA ENTENDER O ESTRESSE

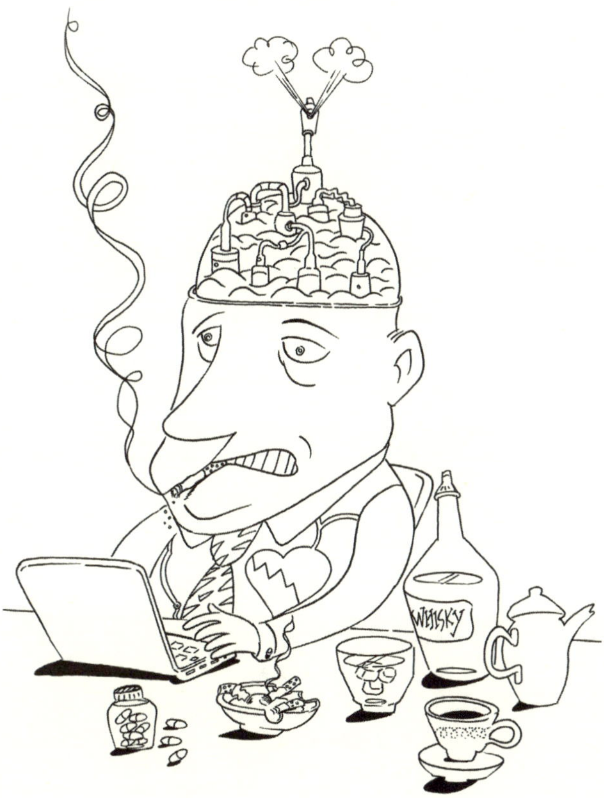

O QUE EU QUERO NÃO É O QUE EU POSSO

É fascinante observar de que maneira as emoções, iniciadas no cérebro, propagam-se pelo corpo. Como numa rede elétrica, elas são uma fonte de energia insubstituível que nos permite reagir com um máximo de eficiência diante de um desafio ou uma agressão. Se a energia ultrapassar determinado nível, porém, gera efeitos indesejáveis. A emoção acumulada produz alterações fisiológicas e um fenômeno com o qual o ser humano sempre conviveu, o estresse, que pode ser o maior agente envelhecedor do corpo, sobretudo se for proveniente de tarefas tediosas e repetitivas, ou de situações fora de controle do indivíduo, sendo hoje considerado o maior fator de risco para a saúde do homem moderno e motor para o estilo de vida inadequado.

O estresse é uma estimulação pontual que produz um conjunto de reações – neuronais, neuroendócrinas, metabólicas e comportamentais. Apresenta, portanto, vários aspectos positivos. Tanto nos ajuda a entregar um projeto no prazo quanto a levantar cedo para escalar uma montanha. Em função da hereditariedade e do estilo de vida, o estresse tem como uma de suas características ser individual, tanto na reação ao agente estressor como na manifestação do organismo. Em comum, observa-se que a intensidade da reação e, sobretudo, sua duração produzem os efeitos mais prejudiciais. Um incômodo constante – como o latido do cachorro do vizinho a noite inteira ou a secretária que fala ao telefone em voz alta demais – é mais irritante, e estressante, do que um pneu furado, situação esquecida logo após o pneu ser trocado, ou o ruído excessivo num restaurante cheio.

Outras características do estresse:

- É democrático e acomete a todas as camadas da sociedade.
- É contagioso: basta observar o que ocorre em uma equipe liderada por um indivíduo estressado.
- É cumulativo. Em determinado momento, diante de estresse constante, transborda... Foi a última gota.

Quer na vida profissional, quer na pessoal, a tensão aumenta quanto maior for a distância entre o que se gostaria de fazer e os recursos disponíveis para alcançar o objetivo. A definição consensual de estresse, na área de saúde do trabalho, refere-se a "um desequilíbrio entre a percepção que uma pessoa tem das obrigações impostas pelo ambiente e a percepção dos seus próprios recursos para enfrentá-las". Mas há outros aspectos a considerar. A intensidade com que certas pessoas vivem certas situações, como um risco de demissão ou a mudança de cargo, deve-se também ao fato de sermos não só "sujeitos" do cérebro e das relações, mas, principalmente, da nossa história. Traumas da infância e da adolescência refletem-se pelo resto da vida: há quem trabalhe muito e busque sucesso material para ser sempre amado e não reviver abandonos do passado.

Os males que acompanham o estresse começaram a ser entendidos depois que um médico recém-formado, Hans Seyle, introduziu pela primeira vez, na década de 1930, o conceito de "estar doente" ao atender pacientes que pareciam desanimados e exaustos sem, no entanto, manifestar sintomas físicos característicos. Tomando emprestado da física o termo "estresse" e o usando para expressar as ações mútuas de forças que atuam através de qualquer área corporal, ele o definiu como a resposta orgânica inespecífica a qualquer exigência (biológica ou psíquica). Todos os doentes, observou Seyle, ficam estressados, por mais distintas que sejam as enfermidades.

TÉDIO TAMBÉM GERA ESTRESSE

Já que o estresse é inevitável, é preciso aprender a reconhecê-lo, identificando as emoções que o produzem e abordando-o sob seus vários aspectos. Tenhamos ou não consciência disso, nosso corpo possui uma sabedoria própria e se organiza para enfrentar qualquer nova situação, até mesmo um pensamento, que exija um esforço de adaptação. Essa defesa do organismo ocorre por meio da Síndrome Geral de Adaptação ao Estresse, ainda que as pessoas não definam como "estresse" seus sintomas e queixas, que podem variar de "nervosismo" a "palpitações" ou "cansaço permanente".

O estresse pode ser provocado também por situações à primeira vista positivas. Caso do executivo poderoso que durante décadas saiu de casa todas as manhãs para uma rotina de reuniões, almoços e decisões, os olhos brilhantes e a mente alerta, pensando "vou ganhar este projeto, vou conseguir". Ao aposentar-se por vontade própria, supondo que sua vida daria um salto qualitativo, ele em pouco tempo fica apático, sente dores no peito, emagrece, preocupando a família e os poucos amigos com os quais ainda se comunica. A falta de motivação e a sensação de vazio induzem a um mal-estar generalizado, hoje reconhecido e tratado pela ciência médica – aliás, foi para evitar o estresse ligado à monotonia que a Nasa desenvolveu programas de estimulação para deixar mais ativos seus astronautas confinados em naves espaciais. O estresse da monotonia também se apresenta de forma bastante perceptível nas donas de casa. Trata-se do estresse decorrente das rotinas repetitivas.

A noção de qualidade de vida, introduzida na medição do estresse, não é de fácil definição, pois se trata de uma dimensão subjetiva. Para alguns, uma casa à beira-mar pode ser considerada um elemento importante, enquanto para outros parecerá sem graça se não tiver quadra de tênis e piscina. Para contornar essa questão, pesquisadores definem qualidade de vida como a adequação entre aquilo a que uma pessoa aspira e o que efetivamente obtém. O aposentado submerso no tédio precisa de mais ação e emoção para preencher seus dias. Precisa se motivar.

É importante lembrar que, assim como há uma forte ligação entre o estresse emocional e o físico, existe uma relação estreita de ambos com o contexto social. Nos Estados Unidos, durante os 30 dias seguintes ao atentado de 11 de setembro de 2001, que derrubou as Torres Gêmeas em Nova York, o número de ataques cardíacos triplicou em relação ao mês anterior em várias cidades. Existimos dentro de uma comunidade (escola, igreja, clube, bairro), uma família, um local de trabalho. Transmitimos nossos genes como indivíduos, mas sobrevivemos como membros de grupos maiores, muito mais complexos do que os de qualquer outra forma de vida.

O CORPO EM ALERTA

Ao longo dos últimos cem anos, as pesquisas científicas mostraram o funcionamento integrado dos diversos órgãos e sistemas do corpo humano. Somos constituídos de conjuntos de células especializadas, reagrupadas em sistemas que asseguram, entre outras ações, a circulação do sangue e a produção de hormônios. Se alguém pisa no seu pé, você se zanga antes mesmo de pensar "alguém pisou no meu pé". Os alertas do corpo são essenciais para a sobrevivência, são, portanto, mecanismos de defesa.

O funcionamento harmonioso dessa cadeia, em que um elo depende do outro, precisa de um sistema de "supervisão" que garanta o enfrentamento das adversidades. A descoberta de que as endorfinas no cérebro causam analgesia e aliviam a dor foi aceita rapidamente. Mas a constatação de que as endorfinas também estão presentes no sistema imunológico ou nos testículos demorou a ser aceita, pois rompia os paradigmas. Um bom exemplo de que as emoções pertencem aos dois âmbitos – o físico, que é mensurável, e o psíquico – é o da pessoa com dupla personalidade: uma personalidade pode ser alérgica a pólen; a outra, não. Uma pode ser diabética; a outra, não. Enquanto uma produz a insulina de que necessita, a outra tem resistência a ela.

Se nas sociedades primitivas o homem era confrontado com perigos físicos que mobilizavam seu gasto de energia na reação luta ou fuga (uma questão de vida ou morte), na sociedade moderna a pressão é das mais diversas formas. Mas nossos mecanismos de defesa mais antigos impelem-nos a reagir lutando ou fugindo em certas situações, das mais simples (o pneu furado) às mais complexas (um divórcio, um novo emprego, uma doença grave).

É um erro, no entanto, acreditar que precisamos escolher entre ser produtivos num mundo competitivo e veloz ou nos sentarmos para ver, tranquilos, a vida passar, pois o estresse não decorre apenas das nossas atividades ou da velocidade das informações recebidas, mas de nossa reação. Numa pessoa furiosa, a emoção sequestra a razão, e a amígdala – pertencente ao sistema límbico de evolução mais primitivo – sequestra o córtex, a parte do cérebro que evoluiu mais recentemente e é o domínio da razão. Todos conhecemos histórias de discussões de trânsito que geram violência ou deixam alguém à beira de uma crise nervosa devido ao descontrole emocional, por exemplo.

A utilidade do cérebro cognitivo, racional (neocórtex), sede das funções da linguagem e do pensamento, é pequena para a sobrevivência quando há disfunção do cérebro emocional. O ideal seria que os "dois cérebros" funcionassem sempre com o mesmo ritmo, trocando informações, mas isso só pode acontecer se aprendermos a identificar, primeiro, o que sentimos, para depois ajudar a razão.

A amígdala influencia o córtex mais do que o córtex influencia a amígdala. Não é o pensamento, por mais positivo que seja, que nos permite manter a alegria!

O MECANISMO DE DEFESA

Independentemente da natureza do agente estressor, físico ou psicológico, agradável ou desagradável, a resposta global do corpo é também seu mecanismo de sobrevivência. Isso ocorre desde a infância, na reação dos sistemas nervoso, endócrino, orgânico, vascular e muscular, entre outros. Se, num coquetel, um garçom tropeça e ameaça derrubar um copo de vinho em cima de você, sua reação instintiva será recuar dois passos – não porque a mente informe ao corpo o que fazer, mas porque o corpo "sabe" o que fazer.

Ao descrever situações de estresse a pesquisadores, crianças norte-americanas de 8 a 11 anos relataram dor de cabeça ou de barriga como principais sintomas físicos, mas também disseram sentir "o coração bater mais rapidamente" ou "o corpo ficar suado". A resposta do organismo ao agente estressor põe em jogo uma estrutura formada por córtex cerebral, cérebro emocional, nervos do sistema nervoso autônomo e sistema endócrino. Toda sensação que coloca o corpo em estado de alerta provoca a aceleração da respiração e do ritmo cardíaco, aumenta o metabolismo, a secreção de hormônios e de neurotransmissores.

O reconhecimento ocorre em três fases:

1ª) Recepção do agente estressor pelos órgãos sensoriais e suas inervações.

2ª) Programação da reação ao estresse ao nível do córtex e do sistema límbico, que usam a memória de experiências passadas para elaborar a resposta adequada.

3ª) Início da resposta do organismo via cérebro emocional-hipotálamo, que ativa o sistema simpático e as glândulas suprarrenais. O hipotálamo comanda as reações do sistema endócrino por meio da hipófise e determina a somatização das emoções.

Os diferentes sintomas físicos do estresse nada mais são, portanto, que a transferência, para o corpo, de um conflito de natureza emocional. Quando você se estressa, e o cérebro reage jogando uma série de substâncias químicas na corrente sanguínea, isso dá ao organismo o impulso momentâneo necessário à sobrevivência. Se o estresse não for controlado, está aberto o caminho para eventos de gravidade variada, como uma pneumonia ou um derrame cerebral. Há quem comece a beber, outros ficam deprimidos ou com insônia. Em qualquer caso, a imunidade para combater doenças reduz-se.

ADAPTAÇÃO OU REAÇÃO DE ESTRESSE EM TRÊS TEMPOS

Se João diz "estou estressado", e Ana diz "isso me estressa", João está designando a reação que sente, ao passo que Ana refere-se ao que a deixa estressada (a pressão, o constrangimento). João, preso num engarrafamento, não vai chegar a tempo para uma reunião com um cliente. É uma situação que ele não tem poder de solucionar – o que pode fazer, em vez de se lamentar e falar mal da prefeitura, é telefonar ao cliente, explicar a situação e oferecer outro encontro.

Já sabemos que, frente a um evento exterior, as pessoas sentem emoções (nervosismo, preocupação), o corpo reage (transpiração, aceleração do coração), e pensamentos negativos aparecem ("Já era, vou perder este contrato"). Mas algumas pessoas dão a volta por cima. Ao telefonar para o cliente, João está adaptando uma nova estratégia eficiente no contexto vivido. O estresse surge toda vez que existe uma mudança na vida do indivíduo, e com ela a necessidade de se adaptar.

A Síndrome Geral de Adaptação ou Reação de Estresse é uma resposta elaborada pelo córtex cerebral e pelo sistema límbico (cérebro emocional). É transmitida ao sistema nervoso simpático, que estimulará todos os órgãos envolvidos na reação através da liberação de noradrenalina, e ao sistema neuroendócrino. Ao mesmo tempo, as ações do sistema parassimpático atuam para frear as ações do sistema simpático. Logo, assim que um agente estressor nos agride, a Síndrome Geral de Adaptação ou Reação de Estresse se desenvolve em três tempos sucessivos:

TEMPO 1 – REAÇÃO DE ALARME:

Quando o indivíduo toma consciência da ameaça, o neurotransmissor noradrenalina estimula os órgãos de defesa (aparelho cardiovascular, pulmões, músculos, sistema imunológico), ao mesmo tempo que aumenta a produção dos hormônios do estresse, cortisol e adrenalina. Esta, em grande quantidade, eleva a pressão arterial, a frequência cardíaca e o colesterol circulante, além de prejudicar a qualidade do sono, por ser um estimulante do sistema nervoso central.

Outros efeitos da noradrenalina e da adrenalina sobre os órgãos que participam da defesa do organismo, face ao estresse, são a liberação das endorfinas que têm função analgésica, evitando a dor física decorrente de um trauma.

O estresse agudo, mais ou menos violento, de curta duração, pode ser produto tanto de uma briga com o cônjuge como de um mero toque do telefone. O corpo, em estado de defesa, inicia a reação: dilatação das pupilas, batimentos cardíacos aceleram-se, os brônquios se dilatam para a entrada de mais oxigênio, e o fígado envia mais glicogênio para os músculos, fornecendo mais energia. Se o organismo continuar submetido ao agente estressor, o esforço de adaptação precisará ser mantido, e entra em ação o segundo tempo da Síndrome Geral de Adaptação.

TEMPO 2 – RESISTÊNCIA:

Essa fase é baseada no eixo hipotálamo-hipófise, que ativa a secreção do cortisol e da adrenalina pelas glândulas suprarrenais. São os seguintes os efeitos do cortisol no organismo, dependendo das individualidades:

- Facilita a formação de trombos sanguíneos.
- Enfraquece as defesas do corpo.
- Reduz o desejo sexual.
- Estimula o centro da fome no cérebro, gerando o aumento do apetite.
- Aumenta a produção de placas de gorduras nas artérias e a retenção de líquidos.
- Estimula a mucosa do estômago à produção de ácido clorídrico.
- Causa resistência à insulina.
- Aumenta a predisposição à depressão.
- Se a ameaça pelos agentes estressores continuar, o organismo submete-se à fase de esgotamento.

TEMPO 3 – ESGOTAMENTO E DOENÇAS:

Quando o estresse se torna crônico, as capacidades energéticas do organismo se esgotam, o percentual de glicose circulante cai, e as células deixam de ser nutridas adequadamente. Como a produção do cortisol e da adrenalina permanece elevada, as ações do sistema imunológico ficam reduzidas. Com o corpo e a mente esgotados, as doenças se instalam, sempre dependendo das individualidades.

Para quem sofre de ansiedade crônica, por exemplo, a cadeia de comando que parte do hipotálamo "avariado" impede a correta sinalização para que as glândulas suprarrenais deixem de produzir o cortisol e a adrenalina. A produção aumentada do hormônio do estresse exaure a mente e também interfere na atividade da serotonina, gerando ou ampliando uma reação depressiva. Um homem abandonado pela mulher, que o trocou por outro, ou que perdeu um irmão muito amado corre sério risco de ver o cérebro exaurir-se. Isso significa que pode ser acometido não só pelo transtorno de ansiedade, como por doença do pânico, depressão, bulimia, sono em excesso, entre outros transtornos.

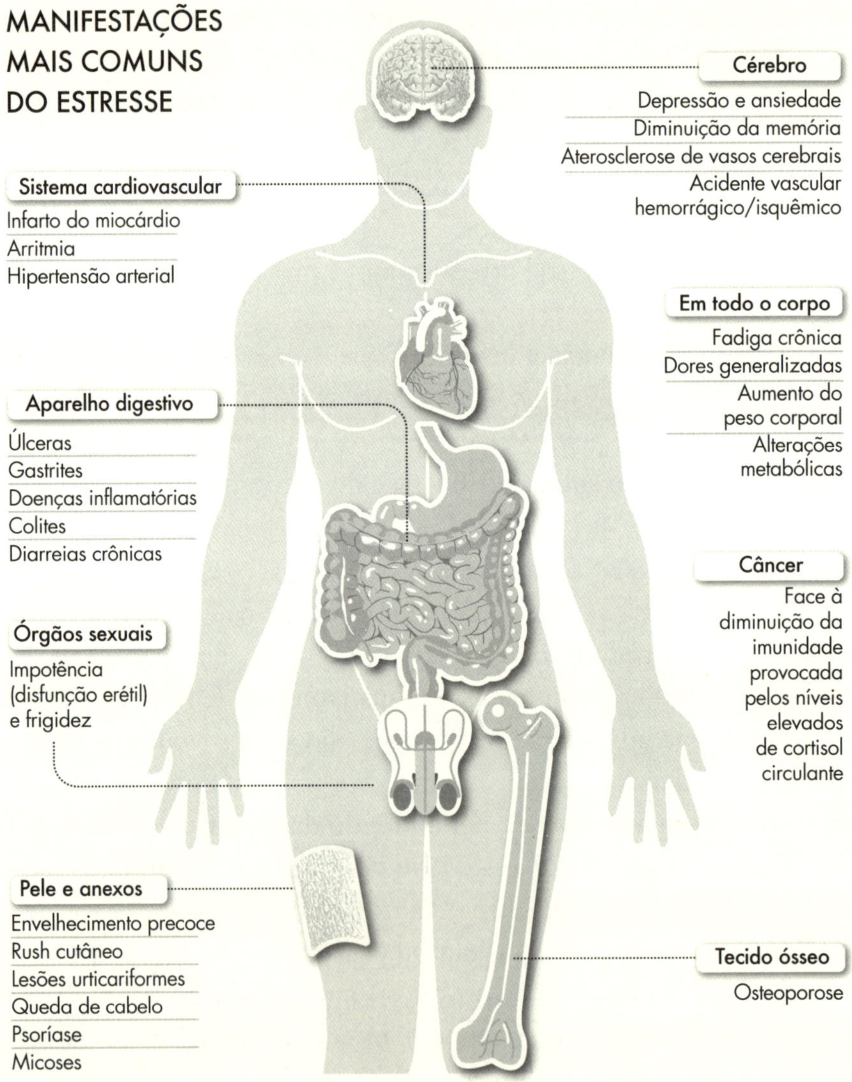

Devido ao efeito negativo do estresse sobre o sistema imunológico, a pessoa também se torna mais suscetível a resfriados, gripes ou doenças mais graves, como o câncer. Há diminuição da produção de testosterona, com queda da libido. Úlceras, gastrites, queda de cabelos, insônia, micoses e fadiga crônica são algumas das outras manifestações físicas mais comuns decorrentes do estresse prolongado. Naturalmente, na maioria das vezes, o processo pode ser corrigido com psicoterapia, coaching, medicamentos ou outras atitudes positivas que restaurem o bem-estar, entre elas aprender a relaxar a fim de controlar melhor os sinais físicos que acompanham os pensamentos irracionais, o que será mostrado mais adiante. O cérebro emocional também guarda comportamentos. Experimentar novas atitudes modifica os pensamentos, e novas experiências criam novas conexões límbicas.

MEDINDO SEU NÍVEL DE ESTRESSE

Este teste, sem valor de diagnóstico, indica seu nível de estresse e avalia a importância com a qual situações de vida são percebidas como incontroláveis e geradoras de sofrimento. Responda rapidamente, pensando em como você se sentiu nos últimos 30 dias, sem tentar contar quantas vezes se sentiu de um jeito ou de outro.

CONHEÇA OS SEUS NÍVEIS DE ESTRESSE. QUANTAS VEZES, AO LONGO DOS ÚLTIMOS 30 DIAS...

(Autoavaliação dos níveis de estresse – Perceveid Stress Scale, por Cohen, Karmack et Mermelstein)

1 Você foi incomodado por um evento inesperado?

a	Nunca	1
b	Quase nada	2
c	Às vezes	3
d	Frequentemente	4
e	Constantemente	5

2 Tornou-se difícil controlar coisas importantes de sua vida?

a	Nunca	1
b	Quase nada	2
c	Às vezes	3
d	Frequentemente	4
e	Constantemente	5

3 Você se sentiu tenso(a) ou estressado(a)?

a	Nunca	1
b	Quase nada	2
c	Às vezes	3
d	Frequentemente	4
e	Constantemente	5

4 Você se sentiu incapaz de resolver os seus problemas pessoais?

a	Nunca	5
b	Quase nada	4
c	Às vezes	3
d	Frequentemente	2
e	Constantemente	1

5 Você sentiu que as coisas caminhavam conforme o seu desejo?

a	Nunca	5
b	Quase nada	4
c	Às vezes	3
d	Frequentemente	2
e	Constantemente	1

6 Você sentiu que não poderia abraçar todas as tarefas?

a	Nunca	1
b	Quase nada	2
c	Às vezes	3
d	Frequentemente	4
e	Constantemente	5

7 Você foi capaz de gerenciar a sua tensão?

a	Nunca	5
b	Quase nada	4
c	Às vezes	3
d	Frequentemente	2
e	Constantemente	1

8 Você sentiu que dominava a situação?

a	Nunca	5
b	Quase nada	4
c	Às vezes	3
d	Frequentemente	2
e	Constantemente	1

9 Você se irritou por perder o controle de situações?

a	Nunca	1
b	Quase nada	2
c	Às vezes	3
d	Frequentemente	4
e	Constantemente	5

10 Você achou que as dificuldades se acumulavam a um ponto tal que você não podia controlá-las?

a	Nunca	1
b	Quase nada	2
c	Às vezes	3
d	Frequentemente	4
e	Constantemente	5

11 Se você se sente estressado(a), relacionaria seu estresse à...

Para esta pergunta não existe pontuação, mas a resposta pode eventualmente ser útil para ajudá-lo a reavaliar o que estressa você: o trabalho? a vida pessoal? ambos?

CONFIRA SUA PONTUAÇÃO

Entre 10 e 21 • Seu nível de estresse está baixo. Face aos fatores estressantes do cotidiano, você se adapta bem.

Entre 22 e 27 • Seu nível de estresse está ligeiramente elevado. Entretanto, você não se encontra em níveis que colocam em risco sua saúde. Procure ter bons hábitos de vida, tais como: atividade física regular, sono de boa qualidade, lazer junto à família, círculo de amizade, evitar o tabagismo e ter uma alimentação equilibrada.

Acima de 28 • Os resultados demonstram um nível elevado de estresse. Você deve estar se sentindo exaurido pelos fatores estressantes do cotidiano. A tensão emocional provocada pelo acúmulo desses fatores o coloca sob risco de apresentar sintomas em um ou vários campos: relacional, intelectual, físico ou psíquico.

CAPÍTULO 3

O ESTRESSE E SUA RELAÇÃO COM AS DOENÇAS

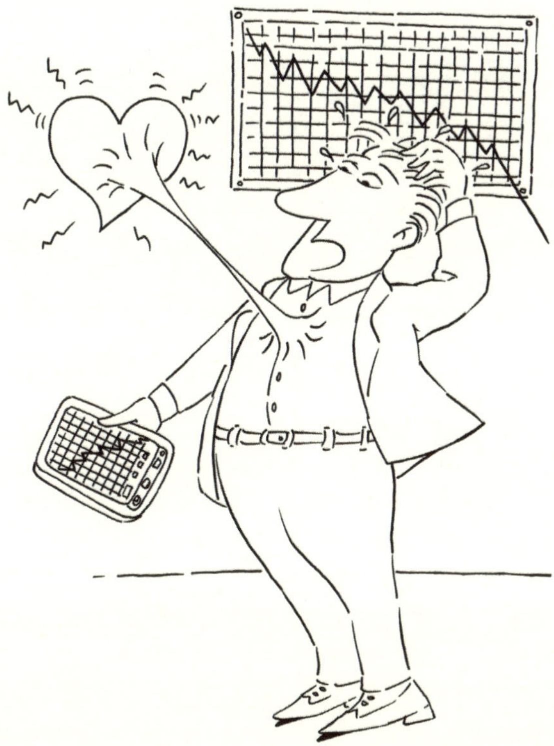

ESTRESSE CRÔNICO:
O PRINCIPAL FATOR DE RISCO PARA A SAÚDE

Os seres humanos são, ao lado dos primatas, os membros do reino animal que mais desenvolvem doenças ligadas ao estresse. Embora seja individual no impacto que exerce sobre o físico de cada um, o estresse prolongado tem um traço comum a todos nós: é o principal fator de risco para a saúde. Isso acontece porque somos criaturas altamente sociais, com pouco tempo de sobra nas mãos e, como mostrou o neurocientista Robert Sapolsky, da Universidade de Stanford, por termos evoluído até o ponto de produzir doenças em nós mesmos e de abrigar sentimentos de desconforto (inveja, ciúme, vergonha) em relação aos outros.

Entre os babuínos, as mães estressadas têm dificuldade de gerar crias saudáveis – ao que tudo indica – em virtude de danos ao hipocampo cerebral devido à produção ininterrupta dos hormônios do estresse, cortisol e adrenalina. No ser humano que sofre de estresse prolongado, o aumento da produção desses hormônios gera danos variados, de acordo com as individualidades, como problemas cardiovasculares, gástricos e doenças da pele. A prática médica ocidental reconhece cada vez mais que é impossível dissociar o corpo do cérebro nas manifestações físicas geradas pelo estresse crônico através dos sistemas nervoso, endócrino e imunológico.

O cortisol em excesso enfraquece as defesas do organismo, reduz o desejo sexual, aumenta a produção de placas de gorduras nas artérias e a retenção de líquidos, agride o estômago, causa resistência à insulina (aumentando o risco de diabetes) e favorece o aparecimento da depressão. Um dos grandes avanços da psiquiatria moderna foi relacionar os altos níveis de estresse à depressão. Já a adrenalina em grande quantidade eleva a pressão arterial, a frequência cardíaca e o colesterol circulante, além de prejudicar a qualidade do sono, por ser um grande estimulante.

Os riscos são muitos: depressão, ansiedade, medos e emoções negativas interferem na harmonia entre o cérebro e o coração. Hábitos nocivos – alimentação desequilibrada, sedentarismo, tabagismo, agressões aos ritmos biológicos normais do corpo – e estilo de vida competitivo elevam o risco de morte devido às doenças cardíacas isquêmicas, acidentes vasculares cerebrais isquêmicos ou hemorrágicos e câncer.

Segundo estudo publicado na revista científica *Archives of Internal Medicine*, da Associação Médica Americana, pode-se reduzir em até 80% o risco de desenvolver os males crônicos mais comuns mediante a adoção de quatro hábitos em conjunto. São eles: não fumar, manter o peso ideal, fazer exercícios regulares e dormir um sono reparador. Até mesmo um pensamento produz efeitos sobre o organismo e ao cuidar do corpo você também ganha saúde mental. Afinal, “o homem é um”, como afirmou Leonardo da Vinci. E continua, no século XXI, a ser um conjunto harmônico (ou desarmônico), independentemente do avanço tecnológico.

OS EFEITOS PSICOLÓGICOS DO ESTRESSE

Ainda que sejam ligadas entre si e apresentem sintomas similares, depressão e ansiedade diferem. A depressão pode ser uma consequência em longo prazo do estresse ou de um estado ansioso, e ocorre quando o indivíduo, sem conseguir enfrentar seus agentes estressores, vive com a sensação de que todos os seus esforços são inúteis. A desmotivação cresce e fragiliza o indivíduo. Já a ansiedade pode existir mesmo na ausência de agentes estressores objetivos. O deprimido vive tão desanimado que desiste de lutar e fica ainda mais vulnerável, ao passo que o ansioso impacienta-se e quer a solução imediata dos problemas.

A desregulação no eixo hipotálamo-hipófise-suprarrenal resulta no aumento da produção do cortisol circulante e explica por que, muitas vezes, a depressão vem acompanhada de ansiedade e estresse crônico. Os dois transtornos têm sinais variados, que não raro passam despercebidos. Um estudo clínico da Divisão de Medicina Psicocutânea do St. Luke's Roosevelt Hospital, de Nova York, apontou sintomas ligados à depressão e à ansiedade em 25% dos pacientes dermatológicos. Nada mais lógico – a pele (envelope do corpo) possui a mesma origem embrionária do sistema nervoso central e é vulnerável aos impulsos disparados por pensamentos e medos.

Doenças dermatológicas às vezes custam a ser curadas porque não se elimina o estresse psicossocial que as acompanha. Caso de Sonia M., executiva carioca de 35 anos, que durante anos viveu amargurada pela persistência de uma acne. Depois que alguns tratamentos tópicos fracassaram, ela melhorou em apenas cinco meses, sem recidiva, quando o dermatologista finalmente lhe receitou ansiolíticos e psicoterapia, simultâneos ao tratamento específico.

O QUE FAZER PARA PROTEGER SEU CÉREBRO

As alterações físicas e comportamentais de indivíduos deprimidos e ansiosos podem ser identificadas por um check-up médico completo. Medicamentos, se necessários, devem ser usados com critério, controle permanente e por tempo limitado, pois seus efeitos em longo prazo são desconhecidos. Recomenda-se aos que têm tendência à depressão ou à ansiedade a prática regular de atividade física aeróbica – pois as endorfinas (morfinas naturais), liberadas pelo hipotálamo e pela hipófise em situações de estresse, também o são, de modo significativo, durante e após o exercício físico, transferindo ao corpo uma sensação de bem-estar.

ESTRESSE E DEPRESSÃO

O estresse crônico é um dos gatilhos da depressão porque libera o cortisol em grande quantidade, o que inibe a ação no cérebro dos neurotransmissores serotonina e noradrenalina. Estados passageiros de desânimo e tristeza não configuram depressão. Mas óbitos de familiares, casamento, divórcio, mudanças, perda de emprego, aposentadoria e doenças graves podem provocar um estresse difícil de superar e, face à sua intensidade e persistência, conduzir à depressão, com perda do amor-próprio e sentimentos de culpa.

Há vários tipos de depressão, entre elas a crônica, que torna o mundo opaco. A melancólica ou endógena (um tipo de depressão neurobiológica independente de fatores psicológicos) e a psicótica, que é grave, pois ocorrem sentimentos de culpa e alucinações.

Mulheres e indivíduos com instrução superior são mais acometidos pela depressão. A necessidade de manter um ótimo desempenho – social, familiar, sexual, corporativo – cobra um alto preço. A executiva que se desdobra também como mãe, filha, esposa, aluna de cursos como MBA e dínamo social corre o risco de transformar sua saúde em uma bomba-relógio, ou deprimir-se. Quem não conhece pessoas tão presas à rotina e à necessidade de controle que até as férias e o lazer produzem estresse, em vez de relaxamento?

A depressão branda, que não impede a realização dos afazeres cotidianos, também é negativa, pois gera um mau humor persistente que contamina as relações. Se a diretoria de uma empresa for constituída por indivíduos depressivos, a quem nada agrada, imagine-se o efeito disso sobre os funcionários!

Sinais de alerta:

- Diminuição do desejo sexual.
- Perda ou aumento do apetite e do peso.
- Insônia, despertar matinal cansado e sono pouco reparador, sonolência diurna.
- Sintomas físicos não justificados por outros problemas médicos, como dores abdominais, má digestão, azia, diarreia, constipação, flatulência, tensão na nuca e nos ombros, dor de cabeça, pressão no peito.
- Choro frequente, apatia, irritação, vergonha. Dificuldades de concentração, raciocínio mais lento e esquecimento.

São alguns dos sinais encontrados em indivíduos portadores de níveis elevados de estresse. Nesses casos, é comum a busca da automedicação para tentar aliviar tais males.

PROZAC OU ADIDAS?

Vivemos um momento difícil em nosso país, retratado por fragilidades econômico-financeiras, crise hídrica e energética, denúncias de corrupção em vários setores e aumento do desemprego, entre outros problemas graves. Um cenário que agride diretamente o bem-estar de todos os cidadãos. Essa agressão causa ansiedade e depressão em diferentes graus, além de outras complicações emocionais e físicas, dependendo da forma como cada um de nós reage. Mas como enfrentar esse momento de fragilidade emocional e se fortalecer?

Somos corpo e alma, físico e emoção, como definiu o gênio Leonardo da Vinci. Não há dissociação. Estudos realizados por cientistas da Universidade de Harvard nos Estados Unidos demonstram que 80% de todas as consultas médicas no mundo, sejam em consultórios, ambulatórios ou hospitais, têm relação com o estresse diário no cotidiano do homem moderno; o nômade contemporâneo no mundo globalizado. Hoje, homens de 35 anos estão sendo operados de doenças que antes só eram diagnosticadas depois dos 50. Ainda na década de 90, o câncer de mama incidia sobre mulheres com mais de 40 anos. Atualmente, não raro a doença é diagnosticada aos 35 anos.

Em 25 anos, realizando diariamente check-up médico, e a partir da análise de dados de 100 mil homens e mulheres, nossos estudos identificaram que 70% dos nossos clientes convivem com altos níveis de estresse, o maior fator de risco para a boa saúde. O indivíduo estressado alimenta-se e dorme mal, leva uma vida sedentária. E tudo isso, aliado às pressões profissionais e à falta de lazer, prejudica mais seu bem-estar.

O estresse crônico, entre outros malefícios, favorece a liberação de altas doses de adrenalina e cortisol na circulação sanguínea, com consequências graves, como, por exemplo, depressão, em indivíduos predispostos. Os sintomas de depressão aparecem em 8% dos nossos clientes, a maioria do sexo feminino e com alto grau de instrução.

PARA TRAUMAS EMOCIONAIS NÃO EXISTEM PRÓTESES

Recentemente, recebemos uma cliente em nossa clínica que, ao término de seus exames, nos solicitou uma receita para comprar Prozac, um moderno antidepressivo. O pedido nos causou certa estranheza, por se tratar de uma pessoa de modo geral dinâmica, alegre e expansiva. E que naquele momento vivia apenas uma fase de desânimo e alguma tristeza. Não era o caso de tomar antidepressivo. É comum ouvir esse tipo de pedido na clínica. Não podemos banalizar a palavra depressão, nem o uso de antidepressivos.

Quando sintomas de desânimo, desmotivação e tristeza persistem por semanas ou meses e impedem um retorno à vida normal, aí sim podem ser sinais de alerta para uma depressão verdadeira, que, do ponto de vista bioquímico, se caracteriza pela baixa produção de neurotransmissores, como a serotonina.

A indústria farmacêutica desenvolve mais medicamentos pontuais para elevar os níveis de neurotransmissores. Entretanto, apesar dos grandes avanços tecnológicos, nosso cérebro permanece uma caixa de Pandora, uma estrutura pouco conhecida em sua micro-organização. As drogas desenvolvidas atuam de forma individualizada. Aquele antidepressivo que, eventualmente, está contribuindo para o bem-estar de uma pessoa, pode ser um gatilho de suicídio para outra.

Portanto, o uso de antidepressivos deve ser criterioso. As reações adversas a esse tipo de droga incluem ansiedade, insônia, perda de apetite, convulsões, redução do nível de açúcar circulante, tremor, taquicardia, calafrios, delírio, euforia e, em certos casos, parada cardíaca.

Quando se trata apenas de um problema físico, como, por exemplo, o comprometimento de um órgão, é possível recorrer a intervenções como cirurgias, transplante ou mesmo próteses. Para os traumas emocionais inexistem próteses.

Por outro lado, de forma natural e rápida, podemos elevar os níveis de serotonina e outros neurotransmissores, além dos analgésicos naturalmente produzidos pelo nosso corpo, como as endorfinas. E a prática diária de atividade física é uma das medidas mais eficazes nesse sentido.

O hábito de se exercitar é um antídoto natural e fortalece o indivíduo contra doenças, pois oxigena mais eficazmente o corpo e o cérebro, aumenta a imunidade, melhora o funcionamento do coração, favorece a produção da fração boa de colesterol (o HDL), controla o açúcar em excesso, proporciona um sono reparador, eleva o desejo sexual, retarda o envelhecimento e traz maior sensação de bem-estar.

VEJA SE TEVE SINTOMAS DEPRESSIVOS NA ÚLTIMA SEMANA

(Escala de autoavaliação da sintomatologia depressiva – Escala HAD – Zigmond e Snaith)

1 Senti prazer nas mesmas coisas

a	Sim, da mesma forma	0
b	Nem tanto	1
c	Somente um pouco	2
d	Quase nada	3

2 Estive descontraído, vendo sempre o lado bom da vida

a	Como sempre	0
b	Menos do que antes	1
c	Bem menos do que antes	2
d	Nada descontraído	3

3 Estive bem-humorado

a	Nunca	3
b	Raramente	2
c	Frequentemente	1
d	Na maior parte do tempo	0

4 Tive a impressão de desenvolver as rotinas com lentidão

a	Quase sempre	3
b	Frequentemente	2
c	Raramente	1
d	Nunca	0

5 Não me preocupei com a aparência

a	É verdade	3
b	Nem tanto como deveria	2
c	É provável que não tenha tido atenção	1
d	Importei-me, como no passado	0

6 Quando desenvolvia uma ideia, comemorava antecipadamente o sucesso esperado

a	Tanto quanto no ano passado	0
b	Um pouco menos que no ano passado	1
c	Bem menos que no ano passado	2
d	Quase nada	3

7 Obtive prazer em leitura, cinema, teatro

a	Frequentemente	0
b	Às vezes	1
c	Raramente	2
d	Muito raramente	3

CONFIRA SUA PONTUAÇÃO

Até 7 • Você não está depressivo(a)

Entre 8 e 10 • Sua pontuação sobre depressão não está elevada, entretanto esteja atento(a) a essa dimensão, fale com seu médico a respeito

A partir de 11 • Sua pontuação na escala de depressão está elevada. É importante falar com seu médico a fim de traçar uma conduta

ESTRESSE E ANSIEDADE

Nossos desejos mais profundos, bem como o temor de um possível fracasso ou de uma ameaça futura, provocam ansiedade natural. Esta deixa de ser normal, contudo, quando a resposta a um evento passa a ser exagerada ou inadequada. O sofrimento psíquico é intenso sempre que a ansiedade (que não é depressão, nem estresse, nem alteração da personalidade, mas pode estar presente em cada uma dessas condições) se torna cotidiana. É o que os médicos chamam de transtorno de ansiedade generalizada, que pode levar a outros distúrbios, como a síndrome do pânico.

Na ansiedade crônica, os mecanismos psicológicos são os mesmos constatados durante a fase de resistência da Síndrome Geral de Adaptação ou Reação de Estresse, quando a secreção do cortisol é ativada pela região do córtex da glândula suprarrenal. Alguns sintomas são: tensão muscular, irritabilidade, aumento do apetite, aumento da produção de placas de gorduras nas artérias e retenção de líquidos, resistência à insulina, palpitações, cansaço, dificuldade de concentração, alterações do sono e redução do desejo sexual.

As mulheres têm duas vezes mais probabilidade que os homens de sofrer transtornos de ansiedade, de gravidade variada, que incluem síndrome do pânico, claustrofobia, transtorno obsessivo-compulsivo e estresse pós-traumático. O trauma após um sequestro ou um estupro se traduz em memórias que dificilmente se apagam (mesmo que a consciência as rejeite durante algum tempo) e em manifestações fisiológicas do estresse, pelo estímulo do eixo hipotálamo-hipófise-suprarrenal. No transtorno obsessivo-compulsivo, pensamentos desagradáveis se impõem de modo permanente e criam um círculo vicioso de mal-estar.

Para confirmar o transtorno, o médico leva em conta alguns critérios: a ansiedade ocorre durante vários dias na semana e em relação a diversos eventos; seu controle é considerado difícil pelo paciente; a ansiedade causa sofrimento e prejuízo significativo na vida social e no trabalho; o sintoma não é atribuído ao efeito fisiológico de uma substância ou a um problema de saúde. De maneira geral, o tratamento é feito com psicoterapia, combinada ou não com medicamentos.

É comum a pessoa ansiosa adotar hábitos como o alcoolismo ou o consumo de drogas, que prejudicam a vida familiar e o desempenho profissional.

VEJA SE TEVE SINTOMAS DE ANSIEDADE NA ÚLTIMA SEMANA

(Escala de autoavaliação da sintomatologia depressiva – Escala HAD – Zigmond e Snaith.)

1 Eu me senti tenso(a) ou irritado(a)

a	A maior parte do tempo	3
b	Frequentemente	2
c	Eventualmente	1
d	Nunca	0

2 Tive sensação de medo, como se algo desagradável fosse acontecer

a	Sim, claramente	3
b	Sim, mas nada de muito grave	2
c	Um pouco, mas não me preocupou	1
d	Em absoluto	0

3 Eu me preocupei

a	Permanentemente	3
b	Frequentemente	2
c	Ocasionalmente	1
d	Raramente	0

4 Permaneci tranquilo(a) e me senti descontraído(a)

a	Sim, em qualquer circunstância	0
b	Sim, de forma geral	1
c	Raramente	2
d	Nunca	3

5 Tive sensação de medo e senti o estômago "embrulhado"

a	Nunca	0
b	Às vezes	1
c	Frequentemente	2
d	Constantemente	3

6 Senti-me irrequieto(a) e muito agitado(a)

a	Sim, foi exatamente desta forma	3
b	Um pouco	2
c	Nem tanto	1
d	Em absoluto	0

7 Tive sensações repentinas de pânico

a	Constantemente	3
b	Frequentemente	2
c	Ocasionalmente	1
d	Nunca	0

CONFIRA SUA PONTUAÇÃO

Até 7 • Você não está ansioso(a)

Entre 8 e 10 • Sua pontuação sobre ansiedade não está elevada, entretanto esteja atento (a) a essa dimensão, fale com seu médico a respeito

A partir de 11 • Sua pontuação na escala de ansiedade está elevada. É importante falar com seu médico a fim de traçar uma conduta

CUIDE-SE – Mesmo que a ansiedade não seja curável, pode-se aprender a lidar com ela. O cérebro se mantém plástico durante toda a vida, e tanto a ansiedade como a depressão leve reagem de maneira positiva a uma medida simples – a atividade física. Ao caminhar vigorosamente, ou jogar uma partida de tênis, o indivíduo recebe a mensagem de que seu cérebro controla o corpo, e a redução da ansiedade é um benefício tão grande quanto a perda de alguns centímetros de abdome. Novas conexões neuronais são formadas e o corpo todo agradece.

Quanto mais cedo o indivíduo ansioso buscar ajuda de profissional especializado, mais rapidamente terá bem-estar. A associação entre psicoterapia e medicamentos traz bons resultados na maioria dos casos.

ESTRESSE E SÍNDROME DO PÂNICO

De repente, as mãos tremem descontroladamente, o coração entra em taquicardia e a sensação de falta de ar é angustiante. O mal-estar é incontrolável e, não raras vezes, vem acompanhado de vertigem ou tonturas. Crises da síndrome do pânico podem começar assim, mas a ciência já consegue controlar o problema e permitir ao indivíduo levar uma vida normal. O estresse crônico pode ser um gatilho para o transtorno do pânico.

A síndrome é caracterizada por um sentimento de pânico, de morte iminente ou pavor aparentemente sem causa objetiva, que dura de cinco a 20 minutos, segundo psiquiatras. Mas a crise pode ter como fator desencadeante alguma situação de estresse, por exemplo. Os ataques ocorrem a qualquer momento e lugar, sem aviso prévio. E o medo de ter outras crises leva a pessoa a evitar lugares onde sofreu o episódio.

Porém é possível prevenir o ataque com o acompanhamento do especialista e medidas simples. Levar uma vida saudável, praticar exercícios, evitar o consumo excessivo de álcool e cafeína e dormir bem são alguns deles. Ter uma vida familiar, amorosa, profissional e sexual estável também é importante. A síndrome é um transtorno de humor, caracterizado por uma série de sinais e sintomas psíquicos e somáticos (referentes ao corpo). Os pacientes, em geral, relatam palpitações ou ritmo cardíaco acelerado, suor intenso, tremores, sensação de falta de ar ou de sufocamento, tontura, vertigem ou desmaio, náusea ou desconforto abdominal e alguns medos, como perder o controle, enlouquecer ou morrer.

Há vários conceitos para explicar o que pode causar a síndrome do pânico. Freud, por exemplo, ao falar sobre as neuroses atuais, afirmou que a ansiedade seria decorrente de uma interrupção da atividade sexual. Alguns psicanalistas relacionam o problema com as teorias da repressão da sexualidade e a do recalque. E há também a abordagem cognitivo-comportamental para a síndrome, que a consideram uma forma de "medo do medo". Por exemplo, ao sentir as palpitações, o indivíduo pensaria estar prestes a ter um ataque cardíaco. E alguns estudos associam à síndrome a possibilidade de alterações no sistema de neurotransmissores cerebrais. O atual tratamento combina medicamentos e terapia.

Dados publicados nos Estados Unidos mostram que, em cada mil indivíduos, um a três sofrem do transtorno. No Brasil, a doença costuma se manifestar na faixa etária entre 20 a 45 anos e tem prevalência no sexo feminino. A síndrome é uma das principais causas de faltas e afastamento do trabalho e gastos com médicos e exames.

A COERÊNCIA CARDÍACA

Tudo o que sentimos, em menor ou maior grau, estimula o nosso cérebro e, por coerência, o coração, órgão que é, desde a Antiguidade, o símbolo das emoções. Os batimentos cardíacos aceleram, deixando a respiração ofegante e a pele ruborizada, e uma sensação de nó na garganta. Dependendo da reação aos estímulos do meio ambiente, a frequência cardíaca pode ultrapassar em duas vezes o seu ritmo normal em repouso. As pessoas sedentárias, fumantes, estressadas, acima do peso, hipertensas, diabéticas e com doenças cardiovasculares correm maiores riscos.

O estresse é importante fator de risco para as doenças cardiovasculares e cerebrovasculares, que decorrem da obstrução parcial ou total ou da ruptura de artérias que irrigam o coração e o cérebro. Com a perda de elasticidade da parede arterial, aumenta a pressão sanguínea e há um maior risco de rompimento da parede do vaso com hemorragia (o derrame).

Quando as emoções fazem o cérebro ativar o sistema endócrino, este estimula a liberação na corrente sanguínea de altas doses de adrenalina e cortisol. A adrenalina causa a contração das paredes dos vasos, estreitando o fluxo de sangue, e determina o ritmo do coração e as variações da pressão cardíaca. O cortisol espessa o sangue, o que aumenta a chance de formação de coágulos, elevando o risco de infarto agudo e acidente vascular encefálico.

O reconhecimento de que o estresse crônico pode levar a complicações cardíacas e ao infarto vem sendo reiterado por pesquisas como a realizada por uma equipe da Faculdade de Medicina de Harvard, que analisou médicos de unidade de terapia intensiva (UTI), ambiente modelo devido ao ritmo vertiginoso de trabalho e à responsabilidade para decisões de vida ou morte. Entre os médicos pesquisados, o estresse ativou as células-tronco da medula óssea, induzindo à produção excessiva de glóbulos brancos (leucócitos). Estes são uma defesa do organismo, mas em excesso bloqueiam as artérias e outras partes do sistema cardiovascular, prejudicando a circulação normal do sangue.

Pesquisa publicada na revista *Mayo Clinic Proceedings*, nos Estados Unidos, mostrou que pessoas com personalidade agressiva, tensa, ansiosa e obsessiva por resultados correm maior risco de desenvolver doenças cardiovasculares. Tais traços de personalidade ativam permanentemente, mesmo em situações banais, o sistema nervoso simpático responsável pelas reações rápidas do corpo em situações de estresse e situações perigosas. Segundo os autores do estudo, 40% dos ataques cardíacos são causados por estresse crônico.

Num mundo contraditório em que a expectativa de vida aumenta, mas a qualidade cai, as mulheres têm sido as novas vítimas de doenças cardíacas. Dados do IBGE informam que as mulheres chefiam 38,7% dos lares brasileiros. São emancipadas, viajam, muitas fazem MBA, bebem regularmente, fumam mais do que os homens (15% das executivas contra 3% dos executivos) e engordam cada vez mais (48% da população feminina brasileira estão acima do peso ideal, conforme dados do Ministério da Saúde).

Segundo a OMS, a mortalidade feminina por infarto e acidente vascular cerebral é duas vezes mais elevada do que por todos os tipos de câncer femininos somados. A ação dos hormônios sexuais femininos, que deveria proteger as mulheres até a menopausa, é minimizada pelo estilo de vida e por outras agressões do meio, e por isso chegam aos milhares, nos grandes centros urbanos, os infartos em mulheres entre 35 e 40 anos. De acordo com dados da Sociedade Brasileira de Cardiologia, hoje há uma epidemia de infarto agudo do miocárdio em mulheres jovens.

FORTALEÇA SEU CORAÇÃO

Para evitar o infarto, a dica é seguir uma dieta balanceada, praticar atividade física regularmente, não fumar, não abusar do álcool, controlar as situações de estresse. O check-up médico é ferramenta essencial para se conhecer os fatores de risco para sua saúde. A falta de cuidado com o coração favorece o acúmulo de placas de gordura (ateroma) nas paredes internas das artérias coronárias, os vasos que levam oxigênio e outros nutrientes ao músculo cardíaco (miocárdio), órgão que tem a função de ejetar o sangue. Sem o seu combustível, o miocárdio enfraquece e deixa de funcionar.

Um sintoma inicial do entupimento das artérias coronárias e suas vizinhas é a dor no peito (angina), porém ela nem sempre se manifesta. Dores abdominais e nas costas, náuseas, vômitos, palpitações por arritmias e dificuldade de respirar são outros sinais de alerta. A intensidade dos sintomas não está relacionada à gravidade do infarto. Algumas pessoas, principalmente mulheres e diabéticos, têm queixas mais leves, como dores discretas, mal-estar passageiro e problemas digestivos. Às vezes o infarto passa despercebido e acaba sendo diagnosticado em uma consulta ou eletrocardiograma de rotina meses ou anos depois.

ESTRESSE E PROBLEMAS DIGESTIVOS

Susana F., 45 anos, diretora de RH de uma multinacional, levou três meses para elaborar, com sua equipe, a reestruturação dos quadros da empresa. Pouco antes de apresentar ao presidente da empresa os resultados do trabalho, que levaria a cortes e redução de benefícios, ela teve cólicas e diarreia e a reunião foi desmarcada. Nova reunião foi agendada. Horas antes, apresentou o mesmo quadro gastrointestinal.

Da afta à colite, da úlcera gástrica à dor abdominal, da inflamação à hemorragia digestiva, das questões mais simples, como gases e mau hálito, às mais agressivas do aparelho digestivo – tudo pode ser sintoma do estresse, o que se explica pela alta produção dos hormônios. O cortisol deprime o sistema imunológico e, ao favorecer o aumento da secreção de ácido clorídrico pelo estômago, leva à formação de lesão, que pode ser uma gastrite ou úlcera. Por outro lado, o aumento da adrenalina, o outro hormônio do estresse, diminui o movimento dos intestinos e do estômago.

Com seus oito a nove metros de comprimento, os intestinos representam um segundo cérebro: contêm mais de 100 bilhões de neurônios, secretam pelo menos 20 neurotransmissores idênticos aos produzidos pelo cérebro, produzem 70 a 85% das células imunitárias do organismo e acolhem 100 bilhões de bactérias. Todos esses componentes têm estreita relação com o conjunto do organismo.

O sistema digestivo extrai o máximo de calorias dos alimentos. Se o indivíduo estressado, à medida que envelhece e se torna sedentário, come maior quantidade de doces e alimentos gordurosos, o organismo reagirá negativamente. Fibras e líquido (não refrigerante!) ajudam a manter o bom funcionamento intestinal e do sistema digestivo. As fibras insolúveis, que não se dissolvem com facilidade na água, encontram-se em alimentos como verduras, aveia, laranja, uva, ervilha e pão integral. As solúveis, que, além de regular a digestão, ajudam a estabilizar os níveis de glicose, encontram-se em grãos, leguminosas e cereais.

CUIDE-SE – A reprogramação dos hábitos, em termos de saúde do aparelho digestivo, inclui uma série de medidas que podem ser combinadas com o seu médico. Entre elas, recomenda-se evitar alimentos pesados e/ou condimentados à noite, e esperar um intervalo de três horas até deitar-se após a última refeição, o que evitará o refluxo do suco gástrico para o esôfago, a sensação de azia e a intensificação dos sintomas do retorno gastroesofágico. Outra medida é evitar os doces depois do almoço e do jantar, trocando-os por frutas ou uma fatia de queijo magro. Os franceses costumam terminar suas refeições com salada verde, ajudando assim a digestão.

ESTRESSE E DISTÚRBIOS DO SONO

A qualidade do sono da população vai de mal a pior. Pesquisas mostram que quase 30% dos brasileiros estão dormindo menos para dar conta da rotina diária. Resultado: ficam ainda mais cansados. Diante de emoções negativas ou acontecimentos estressantes, o metabolismo reage e o organismo eleva a produção de adrenalina e cortisol, hormônios que também são inibidores do sono de qualidade. O estresse crônico tem um elo direto com os ritmos biológicos. Cada alteração do sistema nervoso vegetativo, do sistema endócrino, portanto do cortisol e da adrenalina, ou qualquer mudança comportamental, desregula o relógio biológico e interfere no ciclo do sono.

Durante o sono, o metabolismo é reduzido e a demanda de energia pelo corpo é pequena. Com mais cortisol, a glicose produzida durante a noite pelo fígado aumenta na corrente sanguínea e seu excesso é transformado em gordura, o que favorece o ganho de peso corporal e a resistência à insulina produzida pelo pâncreas, abrindo caminho para o diabetes tipo 2 (mais comum no adulto sedentário e acima do peso). Numerosas são as doenças provocadas ou agravadas pelas modificações fisiológicas ligadas às alterações do sono: fibromialgia, isquemia cardíaca noturna, asma ligada ao sono, bruxismo, fadiga crônica, depressão e falhas de memória.

Não só a quantidade de sono, mas também sua qualidade deve ser motivo de atenção. É preciso respeitar o relógio biológico do corpo e o ideal é sempre se deitar à mesma hora. Às vezes, os pensamentos sobre os acontecimentos do dia, compromissos e preocupações bloqueiam a ação do sono. Isso ocorre frequentemente com indivíduos estressados e ansiosos. Nossas pesquisas demonstram que 25% dos pacientes examinados em nossas clínicas convivem com insônia.

É importante que o sono não seja interrompido e que, ao despertar, a sensação seja de repouso. A primeira indicação de que o sono pode não ser reparador é o ronco, que tem causas variadas, entre elas a obstrução nasal e, no caso de indivíduos obesos, a redução do calibre da faringe. A apneia obstrutiva do sono (interrupções breves e repetidas da respiração ao dormir) é um sintoma que, além de fadiga e irritação, pode provocar doenças cardiovasculares, falhas de memória e disfunção erétil. Quem sofre de apneia nem sempre percebe que o sono foi interrompido, mas há casos em que o indivíduo acorda no meio da noite sobressaltado, com falta de ar. Para quem dorme ao lado de uma pessoa que sofre de apneia, essa situação torna-se insuportável. Por medida de emergência, o cérebro, sem receber oxigênio por alguns segundos, força o despertar. O indivíduo com apneia corre maior risco de hipertensão, doença coronariana, acidente vascular encefálico, diminuição do desejo sexual e depressão.

PARA DORMIR MELHOR

As dicas para melhorar o sono em geral são: estabelecer um horário certo para dormir; preferir dormir de lado, e não de costas; não ingerir alimentos pesados por pelo menos três horas antes de se deitar; evitar bebidas alcoólicas e o uso de estimulantes como a cafeína; praticar atividade física regularmente e se manter no peso adequado. Aqueles que roncam regularmente devem considerar a realização do exame de polissonografia neurorrespiratória para quantificar as apneias durante o sono.

ESTRESSE E DESEJO SEXUAL

Não bastassem as sensações intensas que provoca, o sexo faz bem à saúde: é vida. É por isso que dez entre dez médicos recomendam, para prolongar a vida e prevenir algumas doenças, reduzir o consumo de álcool, parar de fumar, praticar atividade física, controlar as gorduras sanguíneas, manter o peso e... fazer mais sexo.

No reino animal, o chimpanzé macho se une à fêmea e nasce o filhote. A vida sexual humana é muito mais complexa: queremos sexo por amor, por diversão, para procriar. Tudo ao mesmo tempo, ou uma coisa de cada vez! E, a despeito do culto ao corpo e à liberdade sexual disseminado nos meios de comunicação, falamos pouco do verdadeiro sexo que praticamos – orgasmo, ejaculação, impotência e doenças sexualmente transmissíveis, por exemplo, ainda são questões tão privadas que muita gente reluta em abordá-las, até mesmo no consultório médico.

O repertório sexual adulto é variado, segundo uma pesquisa americana recente, que relacionou mais de 40 combinações de atividade sexual descritas por 5.865 homens e mulheres entre 14 e 94 anos. Segundo a pesquisa, homens têm mais orgasmos quando a relação sexual inclui intercurso vaginal, ao passo que nas mulheres o orgasmo acontece mais quando há uma variedade de atividades sexuais, incluindo carícias preliminares e sexo oral. Nada menos que 85% dos homens entrevistados informaram ter tido um orgasmo na relação sexual mais recente, contra 64% das mulheres.

Momentos seguintes ao orgasmo são de grande plenitude devido à descontração física e psíquica produzida pelas endorfinas liberadas durante o ato sexual. Uma pesquisa de opinião na França perguntou ao público-alvo qual era seu estado de espírito após uma relação sexual: 91% deles citaram a alegria como resposta.

IMPOTÊNCIA, UM FANTASMA PRESENTE

O fantasma da impotência assombra muitos homens, sobretudo durante o processo de envelhecimento. O sexo não precisa ficar escasso à medida que envelhecemos, embora questões físicas possam interferir negativamente no desempenho, entre elas as doenças crônicas (câncer, diabetes, obesidade e problemas cardíacos) e a ingestão de medicamentos que alteram o desejo, entre eles, os anti-hipertensivos e antidepressivos. Calcula-se que um em cada cinco homens no planeta sofra de distúrbios de ereção (disfunção erétil), frequentes ou ocasionais. Pelo menos 29% dos que convivem com altos níveis de estresse são vítimas desses distúrbios, segundo uma pesquisa francesa que avaliou executivos entre 35 e 49 anos em 2011.

A passagem do pênis do estado flácido ao rígido é um fenômeno ligado ao funcionamento integrado do psiquismo, sistema nervoso central, nervos periféricos, vascularização e integridade do tecido erétil, bem como dos hormônios. Veias e artérias suprem sangue para mantê-lo ereto. Os mecanismos químicos que fazem o sangue entrar e sair do pênis são os mesmos que ajudam o sangue a fluir para o cérebro, o coração e os rins. Qualquer agressão a um ou mais desses sistemas pode acarretar distúrbios de ereção e interromper o percurso do desejo. Excessos no uso de álcool, tabagismo ou alimentos calóricos se refletem na ereção, mas a reversão é possível mediante a mudança de hábitos e de estilo de vida.

O sistema nervoso parassimpático favorece o relaxamento das artérias que nutrem os corpos cavernosos e a musculatura lisa do pênis, permitindo o fluxo de sangue e a ereção, ao passo que o sistema simpático tem ação inibidora, favorecida pelo excesso de adrenalina e noradrenalina. Se o fluxo sanguíneo é inadequado e as artérias não se dilatam, por inflamação ou obstrução, o sangue não chega. Isso produz um círculo vicioso em que a ansiedade e o medo de falhar na "hora H" tornam a ereção difícil.

Tanto no homem como na mulher, a redução do desejo sexual costuma ser simultânea à alimentação desequilibrada em 80% dos casos, ao estilo de vida estressante e obsessivo por resultados (70%) e ao sedentarismo (65%). Peso acima do normal, tabagismo, uso regular de bebidas alcoólicas, insônia, colesterol elevado, hipertensão, depressão e diabetes são outras alterações apresentadas por indivíduos que referem libido em baixa, impotência ou frigidez. Existem várias soluções para o problema. Em alguns casos, uma conversa com o médico ajuda a devolver a confiança. Em outros, há tratamentos eficazes que devem ser usados com critério.

Se os laboratórios farmacêuticos pudessem, desenvolveriam drogas capazes de estimular sentimentos. A tendência de separar a mente do físico banaliza o ato sexual, reduzindo-o a um padrão fisiológico que relega as emoções ao segundo plano. Distúrbios primários e secundários de ereção sugerem uma consulta a um psicanalista, principalmente se o indivíduo estiver estressado. O problema também pode ser causa de doença endócrina, neurológica ou vascular. A manutenção da saúde sexual não é isolada: requer que o fluxo sanguíneo se mantenha adequado para todas as partes do corpo. Por isso, os exames médicos são indispensáveis.

ESTRESSE: O INIMIGO DA ALIMENTAÇÃO BALANCEADA

A obesidade é atualmente reconhecida, no mundo ocidental, como uma doença crônica de grande importância clínica, social e econômica, com várias enfermidades que lhe são associadas, como a síndrome metabólica. Em 2015, o planeta terá 2,3 bilhões de pessoas com peso acima do ideal e 700 milhões de obesos, segundo a Organização Mundial da Saúde (OMS).

Se nos Estados Unidos ela é uma verdadeira epidemia, até na China, há pouco tempo um país rural que se valia, sobretudo, da bicicleta como meio de locomoção, a população passou a sofrer com a obesidade, ao tornar-se mais sedentária e mudar de hábitos alimentares. No Brasil, os números assustam: entre os adultos brasileiros, 50% dos homens e 48% das mulheres apresentam excesso de peso, e 12,5% dos homens e 16,9% das mulheres estão obesos, de acordo com a Pesquisa de Orçamentos Familiares (POF) do Instituto Brasileiro de Geografia e Estatística (IBGE). E a doença já atinge crianças e adolescentes brasileiros. No grupo entre 5 e 9 anos, 34,8% dos meninos e 32% das meninas estão com sobrepeso (16,6% e 11,8% de obesos, respectivamente).

A obesidade é multifatorial e se combate com um tripé que começa na mudança de estilo de vida. Comer pouco e comer de tudo, evitando gordura, farináceos e açúcar refinado, praticar atividade física regularmente e, eventualmente, usar medicamentos prescritos são considerados passos vitais para o emagrecimento. A doença é hoje um dos maiores problemas de saúde pública em todo o planeta e atinge todas as faixas etárias em diferentes classes sociais. Para se ter ideia do tamanho do problema, a Organização Mundial de Saúde estima que a obesidade mata 2,8 milhões de pessoas por ano em todo o mundo.

Mas não se engorda só porque se come demais – essa ideia tem levado à proliferação de dietas severas e modismos que não produzem o efeito desejado. Milagres não existem. Somos indivíduos com metabolismos exclusivos que precisamos conhecer. Como regra geral, contudo, o homem contemporâneo precisa encontrar um novo equilíbrio alimentar: mais frutas, legumes e proteínas no cardápio; menos gordura e carboidratos de alto índice glicêmico.

Dentre os alimentos com maiores índices glicêmicos encontram-se a cerveja, o pão francês, os refrigerantes, o açúcar refinado, os farináceos e o arroz. Os carboidratos engordam, essencialmente, pela capacidade do pâncreas de produzir insulina. Um obeso tem uma produção maciça de insulina, acrescentando ainda mais gordura à sua sobrecarga. A genética facilita o ganho de peso. Há quem carregue, mesmo tendo pais magros, genes que facilitam a instalação da obesidade. Ao lado disso, o sedentarismo e o cardápio calórico ajudam a instalar o quadro. Um simples almoço (sanduíche, batatas fritas, refrigerante e torta) consumido em larga escala por executivos em escritórios das grandes cidades ultrapassa a necessidade média de 1.500 quilocalorias diárias necessárias a um homem de 70 quilos cujas atividades não requerem esforço físico. O mais importante na hora de perder ou controlar o peso é a mudança definitiva dos hábitos diários, principalmente os alimentares.

Essa mudança ajuda a desarmar os "gatilhos" que aceleram o processo: no estresse crônico ou nos choques emocionais, as glândulas suprarrenais, muito estimuladas pela produção de cortisol, aumentam de tamanho e fazem a gordura concentrar-se no abdome. As alterações nos níveis de cortisol desequilibram as taxas de colesterol e de açúcar e resultam em obesidade. Alguns estudos demonstraram que as mulheres estressadas, com excesso de peso na região abdominal, liberam mais cortisol do que as que têm o peso distribuído por outras regiões do corpo.

Foi o que aconteceu com a engenheira carioca Rosane M., casada, cuja rotina se alterou após a saída dos filhos gêmeos de casa, para cursar a universidade em outro país. A alteração coincidiu com sua menopausa. Ela, até então acima do peso ideal, procurou auxílio médico com a queixa de ter inchado "como um balão" e perdido o interesse sexual. Trabalhando 12 horas por dia, invadindo a geladeira durante a noite e com todas as suas taxas alteradas, foi diagnosticada como portadora de síndrome metabólica. O tratamento indicado incluiu orientação alimentar, medicamentos e técnicas de defesa contra o estresse, como mais tempo para o lazer e apoio de Wellness Coaching.

Com o tratamento, Rosane não só recuperou a alegria de viver. Ela diminuiu seu risco de doença aterosclerótica e cardiovascular no futuro. Tendo o estresse crônico, motor para o estilo de vida inadequado, a síndrome metabólica se estabeleceu e constituiu uma barreira à longevidade, mas muitos ainda a desconhecem.

A definição da síndrome metabólica leva em conta alguns índices. O critério da International Diabetes Federation para diagnosticá-la é medida de cintura acima de 90cm em homens e 80cm em mulheres (no caso de sul-americanos e africanos) associada a dois ou mais dos seguintes fatores: triglicerídeos acima de 150mg/dl (miligramas por decilitro); HDL-colesterol (a fração boa) menor ou igual 40 mg/dl em homens ou menor ou igual 50mg/dl em mulheres; pressão sistólica maior ou igual a 130 ou pressão arterial diastólica maior ou igual a 85mmHg (milímetro de mercúrio); e glicemia de jejum maior ou igual 100 mg/dl; ou em tratamento para dislipidemia (excesso de gorduras no sangue) e pressão alta. Apresentando, concomitantemente, três dos índices acima relatados o indivíduo é portador da síndrome. Esta condição de saúde tem relação com a resistência ao hormônio insulina, que, por sua vez, é um efeito decorrente do excesso de peso, principalmente do acúmulo de gordura visceral, aquela que se concentra no abdômen (intra-abdominal). O resultado é o risco três vezes maior de sofrer doenças chamadas cardiometabólicas, como infarto, acidente vascular encefálico isquêmico ou hemorrágico e até insuficiência renal.

CUIDE-SE – Já se sabe que a predisposição genética para acumular gordura na região abdominal mais sedentarismo, hábito de fumar e estresse são os principais fatores da síndrome metabólica. O estresse tem um peso importante. Para prevenir a síndrome metabólica – que já atinge um terço da população adulta americana –, recomenda-se um estilo de vida saudável, com alimentação balanceada, prática regular de atividade física e, claro, controle do estresse.

Vale lembrar que a obesidade também está relacionada à redução da testosterona, com a consequente redução de libido e problemas de ereção nos homens. Estudos da Sociedade Americana de Oncologia mostram que a incidência de câncer intestinal e de próstata é maior em obesos. Mulheres obesas, por sua vez, têm maior risco que as com peso corporal normal de desenvolverem câncer de endométrio, colo de útero e mama, sobretudo após a menopausa, fase em que habitualmente caem as taxas de estrógeno – este é um dos principais hormônios produzidos pelos ovários e o fato de as taxas permanecerem altas contribui para multiplicar as células cancerígenas.

Muitos indivíduos para se manter "performantes" em seu cotidiano lançam mão do que chamamos o "Ciclo dos estimulantes": consomem produtos açucarados como fonte de energia, alguns fumam (a nicotina é um potente estimulante), usam álcool para "relaxar", vivem sob muito estresse (a adrenalina é outro potente estimulante), tomam várias xícaras de café (mais um estimulante representado pela cafeína), dormem mal, acordam cansados, se tornam sedentários e tudo recomeça no dia seguinte. É preciso romper esse ciclo.

O CICLO DOS ESTIMULANTES

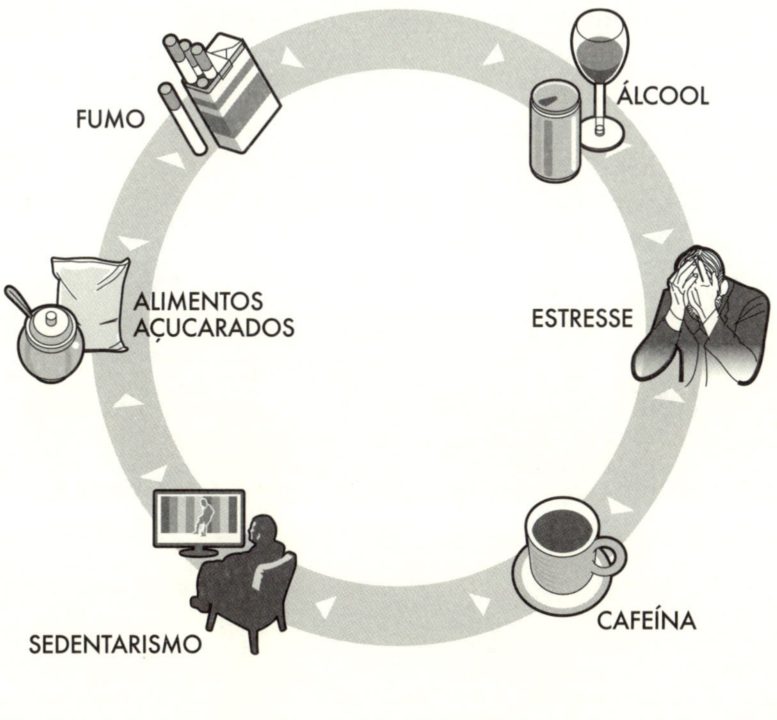

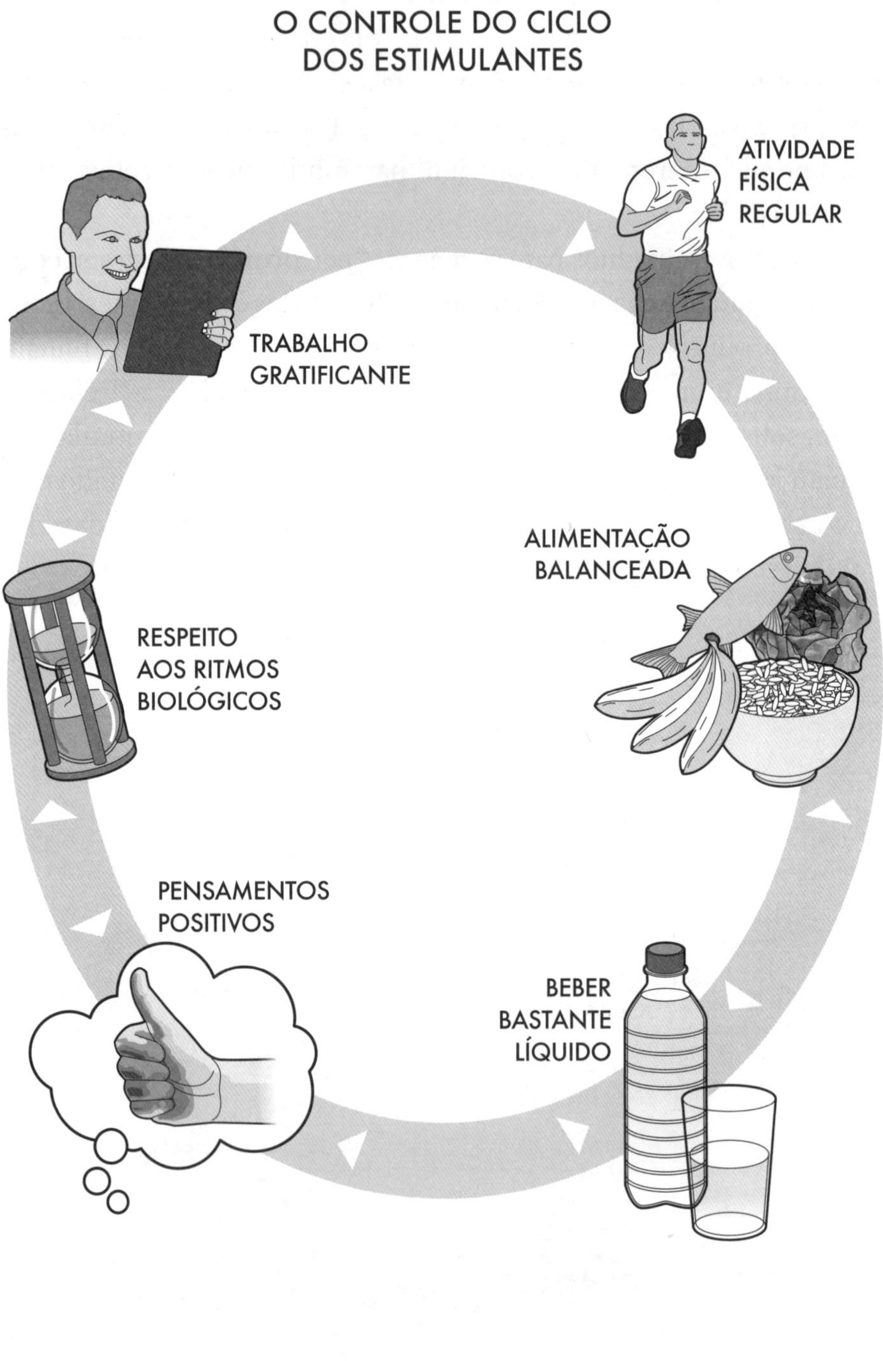
O CONTROLE DO CICLO
DOS ESTIMULANTES
ATIVIDADE
FÍSICA
REGULAR
TRABALHO
GRATIFICANTE
ALIMENTAÇÃO
BALANCEADA
RESPEITO
AOS RITMOS
BIOLÓGICOS
PENSAMENTOS
POSITIVOS
BEBER
BASTANTE
LÍQUIDO

ESTRESSE, DIABETES E OUTRAS DOENÇAS ENDÓCRINAS

Você é mais magro do que seu irmão, mas, ao contrário dele – que não tem glicose aumentada e come doce à vontade –, enfrenta o risco de diabetes, devidamente comprovado por exames laboratoriais. Assim, é preciso pesquisar as causas: entre elas, pode estar o estresse crônico, que, ao produzir um nível elevado de cortisol, contribui para a resistência à insulina, com consequente aumento do açúcar no sangue.

O sedentarismo, o excesso de peso e a alimentação desequilibrada são fatores de risco importantes para o desenvolvimento da doença, caracterizada pela incapacidade de o corpo produzir insulina suficiente ou utilizá-la adequadamente (diabetes tipo 2). Essa condição acomete 90% dos diabéticos e ocorre devido ao desgaste cumulativo ao longo da vida, e já é considerado um problema de saúde pública nos grandes centros. Com os efeitos da insulina prejudicados, cria-se mais estresse, com maior sobrecarga ao coração, aos vasos e ao esqueleto.

Cerca de 10 a 15% dos diabéticos apresentam alguma complicação crônica após o diagnóstico, o que demonstra a importância do diagnóstico e do tratamento precoces. A parede interna das artérias pode ser obstruída por placas de gordura, o que impede a boa oxigenação dos tecidos.

Embora o pâncreas do indivíduo portador de diabetes continue a produzir insulina diante da demanda, o próprio corpo começa a criar resistência ao hormônio. O sangue transporta vários elementos para todo o corpo: oxigênio, células de defesa, hormônios e energia sob forma de açúcar (glicose).

O papel da insulina é retirar o açúcar do sangue e levá-lo para o interior das células dos tecidos do cérebro, músculos e órgãos.

Ao não ser metabolizada nas células, a energia é transformada em gordura. Alguns sintomas que podem passar despercebidos, como a vontade frequente de urinar, aumento do apetite, sede intensa e cansaço.

A resistência à insulina acomete mais adultos acima do peso ideal e sedentários maiores de 40 anos. Com a oxigenação dos tecidos prejudicada, surgem complicações: infecções, geralmente por fungos, alterações na visão e dificuldade para a cicatrização de feridas.

Cerca de 40% dos diabéticos desenvolverão complicações em longo prazo e pelo menos 35% morrerão vítimas de infarto do miocárdio. O risco de cegueira, provocada pela deterioração dos capilares sanguíneos da retina, é 25 vezes maior em diabéticos. Metade deles sofre com a impotência sexual.

Estudos publicados no *American Journal of Epidemiology*, dos Estados Unidos, demonstram que o diabetes aumenta o risco de câncer de cólon e pâncreas. A doença triplica o risco de acidente vascular cerebral e é uma das principais causas de morte por insuficiência renal crônica.

CUIDE-SE – Diante desse quadro, é preciso que o diabético se trate de maneira permanente, mantendo dentro da normalidade suas taxas de glicose (até 100mg/dl). Cuidar do seu emocional e do próprio bem-estar deve ser uma atitude concomitante ao controle do peso corporal, à manutenção de uma alimentação saudável e à atividade física regular.

ESTRESSE E ABUSO DE ÁLCOOL

Muitos utilizam regularmente o álcool como forma de "relaxamento" contra o estresse do cotidiano. A bebida, contrariamente aos hormônios do estresse, que estimulam o sistema nervoso, deprime e relaxa por ser um vasodilatador. Assim, o consumo de bebidas alcoólicas está inserido na nossa cultura desde seus primórdios, com a exaltação de figuras como Baco e Dionísio; na Bíblia, numerosas passagens fazem referência ao vinho. Mas foi a partir da segunda metade do século XX, quando a produção de bebidas passou a ser importante para a economia de muitos países, que o consumo abusivo de álcool tornou-se a causa de problemas graves de saúde. Entre eles, a deficiência do sistema imunológico, que aumenta a suscetibilidade aos vírus, o câncer de garganta, boca, fígado, esôfago e cólon, os distúrbios neuropsiquiátricos e os acidentes devidos à redução da atenção e da capacidade motora.

O Brasil é o terceiro maior produtor mundial de cerveja, atrás apenas da China e dos EUA, tendo triplicado sua produção nos últimos quinze anos e chegando hoje a 15 bilhões de litros/ano, com a inclusão de uma grande massa de consumidores jovens e de mulheres. De acordo com dados recentes da Previdência Social/Ministério do Trabalho e Emprego, foram concedidos, em 2014, mais de 140 mil benefícios por afastamento e licenças médicas em decorrência do uso de álcool e outras drogas, com geração de gastos de cerca de mais de R$ 130 milhões. Considerando o impacto avaliado e somando outras consequências difíceis de serem mensuradas, tais como atrasos e faltas frequentes, diminuição de produtividade, absenteísmo, acidentes não comunicados e aposentadoria precoce, os gastos devem ser bem maiores.

Em nível mundial, cerca de 80% dos usuários de álcool e de outras drogas fazem parte da população economicamente ativa. Os números são similares no Brasil, o que representa um sério desafio, pois há prejuízos para a saúde dos trabalhadores e das empresas. Nos Estados Unidos, Canadá e Europa não se cogita administrar uma empresa sem programas de atenção e de prevenção ao consumo de álcool, tabaco e de outras drogas, instituídos como política. São os Programas de Assistência ao Empregado e às Empresas (PAEEs). As empresas devem contar, como já ocorre em muitos países, com incentivos fiscais para os chamados PAEE (Programas de Apoio ao Empregado e à Empresa) e PRAD (Problemas Relacionados ao Álcool e outras Drogas). Tais programas, que em muitos casos têm apoio e incentivos governamentais, são vistos como iniciativas de investimento e não como custos, pois para cada 1 dólar investido em prevenção economiza-se cerca de 10 dólares.

PROGRAMAS PARA REDUZIR O CONSUMO

O consumo abusivo de álcool é um dos mais sérios problemas de saúde pública em face não só das doenças crônicas, mas também de problemas relacionados à dependência e à violência urbana (acidentes de trânsito, homicídios, acidentes de trabalho, violência contra mulheres e crianças). Morrem no Brasil mais de 50 mil pessoas/ano nas estradas, parte delas devido aos efeitos da bebida: esta é a primeira causa de morte entre os brasileiros de 18 a 39 anos; e nascem no país cerca de 30 mil crianças portadoras de Síndrome Alcoólica Fetal.

Segundo pesquisas recentes do CEBRID – USP, 12,3% da população brasileira na faixa de 12 a 60 anos foi identificada como sendo de usuários pesados ou dependentes de álcool, ou seja, em torno de 20 milhões de pessoas. Considerando a população de trabalhadores, entre os que são usuários pesados ou dependentes, o número de pessoas com potenciais problemas é bem maior. O CEBRID estima ainda que a percentagem dos que abusam de álcool seja de 20% ou mais, o que significa em torno de 40 milhões de pessoas.

Apesar desses números, menos de 5% das empresas brasileiras possuem estratégias de atenção e prevenção estruturadas para ajudar as pessoas a se livrar do hábito nocivo.

PREVENIR É POSSÍVEL

É preciso aderir à prevenção. Os PRADs estão, direta e/ou indiretamente, relacionados aos acidentes de trabalho, à queda de produtividade, roubos e sabotagens, absenteísmo, problemas de disciplina e de negligência, prejuízos patrimoniais, danos à imagem da empresa, prejuízos econômicos para os empregadores, gastos com assistência médica e degradação das relações sociais e familiares.

A prevenção se divide em três níveis, de acordo com a população-alvo a ser atingida: primária, secundária e terciária. A prevenção primária é o conjunto de ações focadas na informação, na conscientização e na educação, amplamente divulgada entre os empregados e todos os que integram o ambiente corporativo. Palestras educativas, distribuição de folhetos explicativos, debates, peças de teatro e ações focalizando a qualidade de vida – caminhadas, por exemplo – são algumas das sugestões a seguir para valorizar os hábitos saudáveis e estimular a restrição ao álcool.

A prevenção secundária dirige-se a um grupo específico, visando evitar as consequências do consumo de álcool. Identificados os potenciais problemas, podem-se desenvolver ações pontuais de prevenção e de intervenção. Devem-se encaminhar para orientação os empregados que fazem uso nocivo do álcool e para tratamento aqueles identificados como fazendo uso pesado e/ou mantendo dependência.

A prevenção terciária é o conjunto de ações e estratégias voltadas para situações diagnosticadas e identificadas que demandam atendimento e/ou intervenção efetiva junto ao empregado e/ou a empresa, como encaminhamento para tratamento de empregado em centro especializado e programa de reabilitação, e casos de acidentes nos quais é necessário avaliação das condições de risco e envolvimento de uso nocivo/abuso de álcool (e/ou de outras drogas).

PERFIL DO CONSUMO DE ÁLCOOL NO BRASIL

No Brasil, pelo menos 10% da população são dependentes de álcool, 20% relatam abuso dessa substância, 60% dizem usar a bebida socialmente e 10% são abstêmios, segundo pesquisas. O álcool é uma substância psicoativa depressora que atua sobre o metabolismo oxidativo das células, reduzindo seu funcionamento e, em longo prazo, por meio da intoxicação crônica, sua morte. O modo de consumo de bebidas alcoólicas, a frequência e a quantidade determinam o perfil do usuário e seus problemas decorrentes. O teor de álcool varia segundo o tipo de bebida. Com a ingestão de uma dose padrão, seja de uma lata de cerveja (teor – 5%, volume – 350 ml), uma taça de vinho (12%, 150 ml), ou uma dose de cachaça ou de uísque (40%, 40 ml), as pessoas estão consumindo a mesma quantidade de álcool puro, ou seja, cerca de 16 a 17 ml por dose.

Podemos identificar três categorias de consumo: o uso (social), o abuso e a dependência. Conforme a OMS estabelece, o consumo de bebida alcoólica sem maiores riscos, isto é, o chamado uso social, varia segundo critérios de cultura, raça, religião, crenças e sensibilidade pessoal maior ou menor para o álcool. O consumo em determinadas situações que envolvem risco caracteriza o chamado uso nocivo, mesmo em situação de baixo consumo: se for dirigir ou durante a gravidez, se estiver sob tratamento psiquiátrico, se tomar alguns medicamentos/remédios ou se estiver desempenhando atividade que envolve grande atenção, como pilotar um avião.

O consumo é considerado abuso quando feito acima de determinada quantidade e frequência, mesmo de forma esporádica, por exemplo, nos fins de semana, sendo que para o homem o limite é de 5 a 6 doses em uma determinada ocasião, e para a mulher 3 a 4 doses. Nesta condição, ocorrem com o tempo consequências deletérias para o organismo: esteatose hepática (gordura no fígado) ou cirrose, pancreatopatia, miocardiopatia, varizes de esôfagos, polineuropatia e lesões tóxico-degenerativas do cérebro (até atrofia cerebral). O dependente químico, que bebe compulsivamente, todos os dias, sofre de Alcoolismo Crônico, que provoca diversas doenças, entre elas, a deterioração do cérebro e de todo o Sistema Nervoso. Nesta forma observam-se episódios de Síndrome de Abstinência, ou *Delirium Tremens*.

RESULTADOS POSITIVOS DA PREVENÇÃO

Experiências exitosas, colocadas em prática através de programa de prevenção do consumo de álcool e outras drogas no ambiente de trabalho, mostram o quanto é altamente positivo o resultado. Logo no começo do programa, podem-se ver os resultados: queda de 12,5% do uso de álcool e de 16% do uso de cigarro, redução de 28,7% no uso de drogas ilícitas e diminuição de 34% dos acidentes de trabalho relacionados ao consumo de álcool e outras drogas.

Como as situações de cada empresa apresentam peculiaridades que devem ser consideradas na construção dos respectivos programas, é importante estabelecer um estudo prévio da problemática encontrada. Antes de formatar o programa de prevenção definitivo, deve-se estabelecer o Diagnóstico Situacional. Deve-se fazer uma apresentação detalhada da política da empresa pela direção ao corpo social, esclarecendo a motivação do programa e seu foco na Saúde e na Segurança de todos. O reconhecimento da necessidade de implantação da política preventiva no ambiente de trabalho deve ser compreendido por todos os atores envolvidos. Os bons resultados no tocante à saúde, segurança e qualidade de vida beneficiarão não só os empregados e a empresa, mas também as famílias e a comunidade.

ESTRESSE E SÍNDROME DE BURNOUT

O estresse crônico está também relacionado diretamente a um problema psíquico de caráter depressivo: a Síndrome de burnout (do inglês *burn out*, em português queimar por inteiro). Esse distúrbio é precedido de esgotamento físico e mental, ligado intimamente à vida profissional, como definiu no início da década de 70 o psicanalista americano Herbert J. Freudenberger, após constatá-lo em si próprio. Síndrome que os japoneses chamam de karoshi (*karo*, excesso de trabalho, e *shi*, morte), um quadro clínico grave decorrente do estresse ocupacional, que, se não diagnosticado e tratado a tempo, pode levar a um ataque cardíaco ou acidente vascular encefálico ou mesmo à morte súbita e ao suicídio.

A dedicação excessiva ao trabalho é a principal característica do candidato a sofrer a Síndrome de burnout. E, segundo pesquisadores, ela está associada a outros comportamentos, como o desejo de ser o melhor e querer sempre demonstrar alto grau de desempenho. Quem sofre de burnout avalia a autoestima pela sua capacidade de realização e de sucesso profissional, afirmam estudiosos do assunto. E esse desejo de se afirmar e de realização profissional acabam se transformando em obstinação e compulsão, que por sua vez alteram o comportamento do indivíduo.

O portador de burnout tende a querer realizar tudo sozinho e a qualquer hora do dia, deixa de comer, dormir, sair com os amigos e se divertir para se dedicar exclusivamente ao seu trabalho. Ele muitas vezes percebe que o seu comportamento está inadequado e se sente desgastado, mas não busca ajuda de especialista. Com o tempo, começa a manifestar sintomas de depressão, dores de cabeça, tonturas, tremores, grave falta de ar, irritabilidade, sono de má qualidade, dificuldade de concentração e doenças digestivas. Até que entra em colapso físico e mental. Porém cada indivíduo reage de uma maneira, o que muitas vezes dificulta o diagnóstico e o início precoce do tratamento. Interessante que alguns autores afirmam que também estudantes sobrecarregados de atividades escolares e privados de lazer podem apresentar burnout.

Na Europa, a síndrome de burnout atinge um em cada quatro trabalhadores. No Brasil, segundo estudo da Universidade de Brasília, 70% da população sofrem de estresse crônico e, desse total, 30% apresentam burnout. Há dois anos, na França, registrou-se uma onda de suicídios em grandes corporações como PSA-Peugeot, Renault, Areva e France Telecom, entre outras. A causa: metas impossíveis *versus* obrigação por resultados. Esta situação coloca o indivíduo em face de uma contradição crescente, entre o que lhe é cobrado e o que efetivamente consegue realizar. Executivos, profissionais de saúde e de tecnologia, professores, militares, policiais, taxistas, bancários, controladores de tráfego aéreo, engenheiros, músicos e artistas são os mais propensos a sofrer burnout do que outros trabalhadores.

ESTRESSE PÓS-TRAUMÁTICO

O transtorno do estresse pós-traumático acontece em resposta a um acontecimento ameaçador ou catastrófico (de curta ou longa duração) que ameaça a vida do indivíduo ou foi presenciado por ele. Casos vivenciados, como sequestros, prisões e traumas emocionais intensos fazem com que o indivíduo reviva esses momentos por muito tempo.

Ao lembrar-se da situação, a pessoa revive o episódio, como se estivesse ocorrendo naquele momento e com a mesma sensação de dor e sofrimento provocados pelo fato ou agente estressor. Da mesma forma que o burnout, o estresse pós-traumático se manifesta de acordo com a vulnerabilidade ou a resiliência de cada um, ou seja, com a capacidade de lidar com problemas, superar obstáculos ou suportar a pressão de situações adversas.

Pesadelos e lembranças espontâneas, involuntárias e recorrentes (flashbacks) do evento traumático, afastar-se de qualquer estímulo que possa desencadear o ciclo das lembranças traumáticas, distanciamento emocional, reações de fuga exageradas, sintomas de pânico (coração acelerado, transpiração, calor e medo de morrer), distúrbios do sono, dificuldade de concentração, irritabilidade e hipervigilância são sinais de que a pessoa pode estar vivendo o estresse pós-traumático. O tratamento é pautado na terapia cognitivo-comportamental, acompanhada ou não de medicamentos, como ansiolíticos.

CAPÍTULO 4

ADAPTAR-SE PARA SOBREVIVER

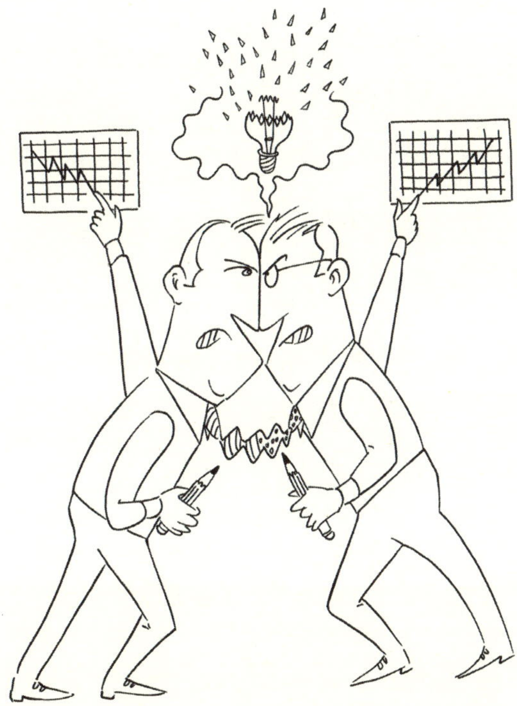

O ESTRESSE NO AMBIENTE DE TRABALHO

O bem-estar da força de trabalho é uma necessidade, não uma opção, para as empresas que pretendem destacar-se no século 21. Adaptar-se para sobreviver nunca foi um lema tão atual! Trocar o baixo custo e a gestão anacrônica – aquela que acredita no estresse como motor de eficácia – pelo valor agregado de um ambiente no qual os funcionários integram uma equipe, que pensa e age em conjunto, é a única maneira de evoluir. A sociedade contemporânea avança depressa, de forma mais horizontal e flexível que as empresas, e as que são fábricas de estresse, geradoras de ineficácia e de prejuízos materiais, devem ser substituídas por empresas eficazes, lucrativas e produtoras de bem-estar.

A relevância da dimensão subjetiva (felicidade, satisfação e emoções positivas) para o desempenho econômico, pessoal e geral, vem sendo comprovada por estudos como o da Comissão Stiglitz, chefiada pelo prêmio Nobel de Economia Joseph Stiglitz. É mais inteligente trabalhar em direção a um estado positivo do que corrigir estados negativos, e por isso um dos pontos de uma política de bem-estar ocupacional deve ser detectar e ajudar os funcionários que estão estressados (por motivos diversos, e não só profissionais, pois o estresse é, como já vimos, multifatorial). As novas gerações rejeitam o sacrifício pessoal em nome de promessas vindouras, insistem em conjugar o verbo "colaborar", com cada indivíduo contribuindo conforme suas competências, e repudiam chefias autoritárias e hierarquias sem sentido.

Alta rotatividade, licenças médicas, internações e indenizações trabalhistas são a parte imediatamente visível de um modelo de gestão vertical que coloca em risco o presente e o futuro das empresas. Avanços tecnológicos e belas palavras tornam-se inúteis quando o ambiente de trabalho negativo favorece o improviso, a pressa e a agressividade – situações que afastam a clientela, qualquer que seja o ramo de negócio.

A SOCIEDADE EVOLUI, O AMBIENTE DE TRABALHO PRECISA EVOLUIR TAMBÉM

"O sol nunca se põe para meu presidente", ironiza um executivo de mineradora brasileira com parceiros no Japão e na China. A constatação não basta para que esse executivo, que desperta de madrugada para trocar e-mails com o outro lado do mundo, abandone o laptop no fim de semana ou deixe o escritório mais cedo para assistir a uma apresentação de judô do filho. Ao mesmo tempo que prega a iniciativa dos funcionários em reuniões das quais exige relatórios detalhados, ele obriga seus subordinados a participar de processos para os quais não são consultados nem preparados adequadamente. Ora, quando o discurso contradiz a ação – e o desempenho individual é desvalorizado –, a desconfiança se instala.

Pela primeira vez na história do capitalismo, a empresa, criadora da sociedade de consumo e do conceito de lazer, se encontra defasada em relação ao ambiente social, tanto em situações complexas como nas mais simples. Isso custa caro à economia. Quem não recorda os comerciantes tradicionais que cativavam a clientela com sorrisos amáveis? Hoje, milhares de pessoas entram em lojas bem decoradas, tecnicamente perfeitas, e saem de mãos vazias, mal atendidas por vendedores entediados e mal remunerados. Numa era de concorrência acirrada e novas formas de comércio, gerentes assoberbados por tarefas múltiplas deixam de treinar os funcionários para se relacionar com o público, ou tentam geri-los pelo método ineficaz do bastão e da cenoura.

O modelo corporativo que trata o empregado como produto substituível, pressionando-o e deixando-o infeliz, é um obstáculo à adaptação e à inovação. Estas só fluem quando a equipe se apropria dos desafios comuns. É nas atitudes do conjunto e de cada um – do gerente geral ao estagiário – que reside a eficácia do sistema. Sufocar propostas e propor soluções falsas (como a proibição de mensagens eletrônicas após as 18 horas) são exemplos de atos que bloqueiam tanto o bem-estar dos funcionários como o avanço da empresa.

UM MODELO DIFERENTE

As empresas GAFA (Google, Amazon, Facebook e Apple), que entenderam a obsolescência da gestão convencional, levam em conta as dimensões-chave apontadas pela Comissão Stiglitz para avaliar o bem-estar: padrão de vida material (renda, consumo e riqueza); saúde; educação; atividades pessoais, incluindo o trabalho; voz política e governança; conexão social e relacionamentos; meio ambiente (condições presentes e futuras); e segurança econômica e física. Assim, elas agregaram extraordinário valor aos seus produtos ao criar condições de trabalho que fazem os funcionários dar o melhor de si mesmos. A fidelidade deles se conquista com um ambiente prazeroso, em que há salas de jogos e relaxamento, sofás para descanso após o almoço, alimentação gratuita, ademais de diálogo permanente e respeitoso.

Enquanto as empresas de baixo custo induzem os funcionários a permanecer em suas máquinas ("não se comunique" é sinônimo de "não colabore"), as de valor agregado fazem o oposto. Google ou Facebook não seriam o que são se tivessem mantido uma multidão de empregados insatisfeitos, fechados em cubículos e com horário rígido para comer e ir ao banheiro. Graças a funcionários considerados parte inseparável de projetos em que as novidades beneficiam todos, surgiram inovações como o iPhone, o telefone com muitos outros usos além de telefonar, que obrigou os concorrentes a se adaptar para não desaparecer. O consumidor atual quer inovações, mesmo pagando caro por elas, e ninguém inova sem dar liberdade aos que trabalham.

O consumidor também quer integrar uma experiência positiva. Por exemplo, uma loja que, ao vender um produto com defeito, se compromete a devolver ou trocar produtos sem maiores burocracias. Nas lojas brasileiras, a simples devolução de um produto avariado é motivo de perda de tempo e aborrecimento – e a fuga de clientes é uma consequência.

NOVOS FATORES DO ESTRESSE

Durante muito tempo, o ganho de produtividade – ainda decisivo, mas insuficiente, era o fator determinante do êxito. Agora, a velocidade das mudanças torna a capacidade de adaptação o foco das empresas que não querem ser superadas. Para os indivíduos, adaptar-se significa modificar atitudes e aceitar trocar de objetivos, às vezes até mesmo de profissão. Em poucos meses, uma empresa pode ter que mudar radicalmente – e os empregados precisam de apoio para acompanhar o processo. Diretores e líderes, que ganham o suporte de *coaching* para evoluir e adaptar-se, não podem deixar os outros funcionários sem informações sobre o que está acontecendo.

Mesmo que não seja a responsável por todos os aspectos estressantes do cotidiano dos seus empregados, a empresa pode melhorar a situação deles, obviamente sem invadir-lhes a vida privada. A perda de limites entre vida profissional e pessoal, aliás, é uma das consequências negativas da disseminação dos meios que nos permitem trabalhar praticamente em qualquer lugar do planeta. Mais de 70% dos gestores dizem trabalhar durante o seu tempo de descanso. Não se recuperam psiquicamente ao fim do dia e deixam de investir em outras áreas que geram satisfação (família, amigos, lazer cultural e esportes). A aposentadoria lhes parece desastrosa, com um vácuo de atividades propiciado pela escassez de relações sociais, familiares e até mesmo sexuais.

GERENTES À BEIRA DE UM ATAQUE DE NERVOS

Em tempos de crise, a necessidade de reduzir gastos tem levado ao corte de empregos não diretamente produtivos. Cargos de RH e "apoio" foram suprimidos e os funcionários mantidos, sobretudo os gerentes, assumem novas funções, em detrimento das anteriores. Assim, muitos deles hoje fazem gestão de carreira, monitoramento de férias e controle de presença. O que não fazem, porque não têm tempo, é gerenciar – ou seja, coordenar as equipes, influenciá-las, acompanhar suas atividades, compreendê-las.

CADA EMPRESA PRODUZ SUA CATEGORIA DE ESTRESSADOS

A cultura da empresa induz a um estresse específico para determinadas categorias de funcionários. Por exemplo, se uma organização dirigida por engenheiros decide ser mais agressiva comercialmente e transfere parte do pessoal técnico para a área de vendas, o fará à custa de estresse coletivo. São casos em que o gerenciamento da crise é determinante. Os indivíduos até aceitam trabalhar sob pressão, com metas rígidas e prazos curtos, mas querem ser consultados. Quanto mais a gerência utilizar o medo para "motivar" seus colaboradores, mais eles ficarão estressados e, ao final de certo tempo, menos eficazes. Quem puder, optará por mudar de emprego quando surgir a primeira oportunidade. À empresa restará o consolo da fidelidade duvidosa dos que não conseguiram trabalho em outro lugar.

A CORRIDA CONTRA O TEMPO

Há quem acredite que a falta de tempo, um fator estressante, tem um aspecto positivo, o de ser um sinal exterior de atividade. Este paradoxo explica a dificuldade de encontrar uma solução – os executivos se queixam da falta de tempo, porém não parecem propensos a agir para mudar o quadro.

A PRESSÃO DO TEMPO:

São 9h30 da manhã e pela quinta vez, após o início do trabalho, o telefone toca. Carlos retira-o do gancho e com raiva diz para a secretária:

– Você faz de propósito ou o quê? Já pedi para não ser perturbado!

– Desculpe-me, mas como é o fiscal do Imposto de Renda, pensei que o senhor gostaria de falar com ele. Mas posso lhe dizer que está em reunião...

– Isso não, não! Mande-o entrar.

Depois de ter se livrado o mais rapidamente possível do interlocutor inoportuno, Carlos tenta concentrar-se na leitura do relatório, objeto da reunião que começa em 15 minutos. Faltam cerca de 20 páginas e, mesmo que fizesse leitura dinâmica, sabe que não conseguirá mais do que uma leitura enviesada.

Enquanto percorre as linhas que faltam, antevê a reunião, na qual teme que seu eterno rival aproveite a ocasião para aprovar as decisões que lhe seriam desfavoráveis. Sem falar que ainda não teve tempo de contatar clientes.

Os indivíduos devem fazer um esforço redobrado de autoconhecimento para controlar o estresse. A sobrecarga e a fadiga têm efeito sobre as capacidades intelectuais e a atenção, podendo gerar erros que resultam em grandes perdas de tempo e dinheiro. Vamos ver outra situação comum.

O HOMEM INDISPENSÁVEL:

A reunião mal começou e a secretária acaba de passar um recado:

– Dr. Marcos, é o telefonema que o senhor esperava.

– Ah! Sim, desculpem-me. Volto em dez minutos.

No corredor que leva à sua sala, Marcos encontra seu diretor, que segura seu braço.

– Você chegou na hora, Marcos. Nosso presidente para a América Latina veio fazer-nos uma visita de surpresa e eu estava procurando você para apresentá-lo.

– Mas acontece que...

– É muito rápido. É uma ocasião inesperada, Marcos.

Quinze minutos depois, enquanto não sabe mais se deve voltar para a reunião ou atender o telefonema, Marcos encontra sua colega.

– Dê uma olhada nisso. Só estamos esperando sua aprovação para despachar.

– Lamento, não tenho um minuto sequer.

– É apenas uma página, mas se é o que você quer, podemos despachá-lo como está.

– Deixe-me ver...

Os dois casos mostram que há uma dificuldade de hierarquizar, ou seja, de distinguir o que é importante do que é urgente. Há uma tendência de substituir a reflexão sobre o sentido do que se faz pelo imperativo da urgência. A pessoa não se permite deixar de fazer ou delegar o que é menos importante. Não sabe fazer com que os outros respeitem seu espaço/tempo, tal como decidiu gerenciá-lo.

Cientes da perda de eficácia devido à sobrecarga das gerências, grande parte dos dirigentes empresariais, contudo, reage de maneira formal: contratam a redação de minuciosos documentos de gestão que descrevem tudo o que devem fazer os gerentes, incluindo o recrutamento de funcionários, seu desenvolvimento, sua mobilidade e motivação. O gerente, atuando fora de sua área de *expertise*, é exortado a ser ao mesmo tempo criativo, visionário e líder da adesão dos demais empregados às metas empresariais.

Mas até as paredes da empresa sabem que é impossível desempenhar a contento todas as múltiplas tarefas exigidas pelo documento. O dirigente se libera da responsabilidade ante o fracasso, ancorado em avaliações que supostamente medem a eficácia da gerência. Depois delas, os itens em que os gerentes não tiram boas notas são "aprimorados" com programas de treinamento que, na prática, podem aumentar a pressão sobre eles e a frustração decorrente de não dar conta do que lhes é exigido.

Quanto mais atenção a empresa dá aos indicadores de desempenho, mais o colaborador fica focado na avaliação e menos interage com os colegas. A competitividade e o estresse aumentam. Além de gerenciar o próprio estresse, os gerentes precisam lidar com os problemas de suas equipes enquanto as pressionam por resultados. Dupla mensagem! De maneira contraditória, eles procuram implementar as restrições produzidas pelo sistema e ao mesmo tempo eliminar suas consequências, sem apoio dos próprios chefes. Não é surpresa, portanto, que eles se sintam no pior dos mundos e se tornem os primeiros clientes dos programas antiestresse.

Vamos ver a seguir como determinados fatores preditores acionam o estresse e os meios de administrá-lo.

OS PREDITORES – Classificam-se em seis grandes categorias:

1º) CARACTERÍSTICAS SÓCIO-DEMOGRÁFICAS – São a idade, o sexo, o estado civil, a situação profissional e a posição ocupada na empresa, entre outras. Ao contrário da crença popular, os funcionários de menor hierarquia vivem mais preocupados que os altos executivos, provavelmente devido à sua baixa capacidade de controle e de antecipação de eventos que aumentam os níveis de estresse.

As mulheres têm maior probabilidade de sofrer altos níveis de estresse, o que indica a necessidade de cuidados especiais de saúde. Um estudo do Hospital Brigham and Women, da Universidade de

Harvard, que acompanhou durante dez anos 22 mil mulheres – que tinham idade média de 57 anos quando o estudo começou –, mostrou que trabalhos estressantes aumentaram em 40% as chances de que elas tivessem um evento cardiovascular e em 70% o risco de infarto não fatal. Os pesquisadores consideraram muito estressantes trabalhos em que as mulheres precisam produzir o tempo todo e com prazos difíceis de serem cumpridos.

2º) CARACTERÍSTICAS SOCIOECONÔMICAS – Refletem as condições de vida do indivíduo. Estão incluídos a exposição ao ruído, a poluição, o nível de insegurança e a promiscuidade (densidade residencial). Quanto mais duras as condições de vida, maior é a prevalência de doenças.

3º) PERSONALIDADE E PATRIMÔNIO GENÉTICO – Classificam-se nesta categoria os traços psicológicos que tornam um indivíduo único, e que permanecem relativamente constantes ao longo da vida. São estes traços que nos fazem dizer a um amigo que não vemos há anos: "Você não mudou nada!" É que somos capazes de encontrar nele a mesma alegria de viver e o mesmo humor da época da adolescência.

4º) CONDIÇÃO FÍSICA E ESTILO DE VIDA – As companhias de seguros reconhecem os dois aspectos como preditores de saúde e expectativa de vida. Vários estudos recentes mostraram a importância da atividade física, do sono e da boa alimentação sobre o desempenho cognitivo e emocional, particularmente em relação ao risco de depressão, e, em consequência, sobre a qualidade de vida.

5º) FATORES DE ESTRESSE PESSOAIS E SOCIAIS – A vida amorosa e familiar, que deveria nos fazer felizes e nos fortalecer emocionalmente, pode ser, ao contrário, uma fonte de conflitos, rupturas e luto. Conversar com um amigo ou familiar sobre um problema é uma forma de lidar com a emoção e tentar encontrar sua solução. Mas o ambiente social sujeito a solavancos desestabiliza o indivíduo, tornando-o menos apto a enfrentar situações que geram tensão.

6º) FATORES DE ESTRESSE PROFISSIONAL – No novo cenário profissional, a pressão é muito mais psicológica do que física. Centenas de fatores de estresse em potencial foram identificados. Mesmo que a lista nunca seja completa, medidas em prol dos funcionários podem ser tomadas em algumas dimensões (já que outras, como sexo e idade, são imutáveis). O estado de estresse é aquele no qual existe um desequilíbrio na percepção que o indivíduo tem das restrições impostas pelo ambiente *vis-à-vis* seus recursos para enfrentá-las.

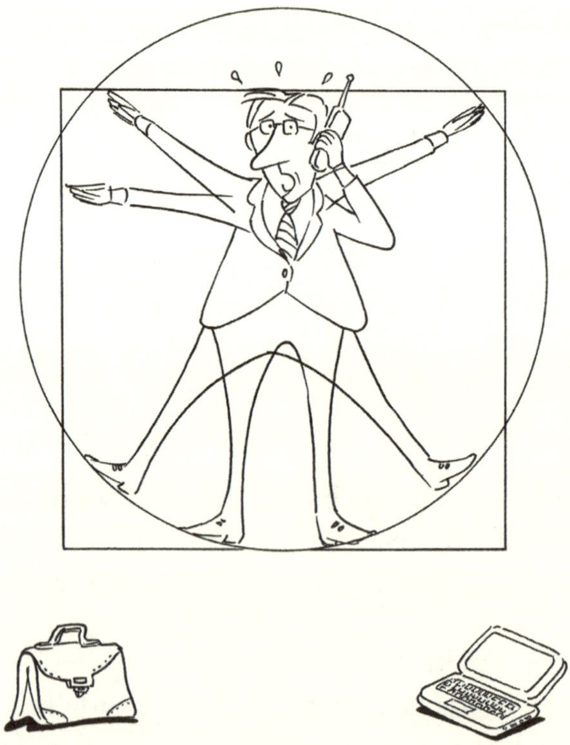

TRANSAÇÕES INDIVÍDUO-CONTEXTO

São três as dimensões dessas transações: percepção individual, estratégias de ajustamento e percepção de apoio social.

1ª) PERCEPÇÃO INDIVIDUAL – Os indivíduos se constroem com princípios morais e regras educacionais reforçados por experiências, hábitos e crenças. O contexto passado influencia o atual e as emoções do presente. Quando ocorre um fator de estresse, sobretudo profissional, é essencial avaliar a situação para não tomar decisões precipitadas e/ou equivocadas. Lazarus e Folkman apontam a percepção do risco como decisiva para o seu enfrentamento correto. Essa percepção ativa as emoções que determinam as ações e reações do indivíduo.

O estado de percepção abrange do contexto geral ao particular. Se você é engenheiro elétrico, não só deve ter as melhores informações sobre a situação econômica e as regras políticas do seu setor como precisa conhecer a situação da empresa. Esta percepção é compartilhada por vários colaboradores, mas outras informações são específicas a cada indivíduo, de acordo com sua função e seu nível hierárquico.

Com exceção dos grandes eventos – uma falência ou uma crise que implica demissões –, o estado perceptivo evolui lentamente e varia conforme as circunstâncias. Um empregado que descobre que não terá aumento tem duas reações possíveis. Na primeira, entende que a empresa está em dificuldades, perdendo dinheiro, e sente sua sobrevivência ameaçada. Num segundo caso, considera a empresa bem-sucedida, ganhando cada vez mais, e acredita que contribuiu para este sucesso. A reação emocional de um e de outro não será igual nem da mesma intensidade.

Entre os parâmetros que influenciam nossa percepção no trabalho, de maneira coletiva, estão:

- A situação econômica global.
- A situação econômica do setor.
- A situação econômica da empresa.
- O risco de fusão ou compra por outra empresa.
- O risco de demissão.
- Os resultados da empresa.

Do ponto de vista individual, mencionam-se, entre outros:

- A segurança.
- A qualidade da articulação entre contribuição e retribuição.
- O sentimento de utilidade.
- O desenvolvimento pessoal e as perspectivas de futuro.
- A qualidade das relações humanas e o ambiente.
- A imagem pessoal.
- A qualidade da relação com a hierarquia.
- A autonomia e a margem de manobra sobre as decisões.
- O apoio social.
- As competências pessoais e o julgamento feito sobre sua empregabilidade.
- A capacidade de aprender.

O peso destes parâmetros varia conforme o indivíduo, e disso decorrem estados emocionais distintos diante do mesmo evento. Alguns valorizam acima de tudo a utilidade de seu trabalho, para outros a segurança é o mais importante. A dimensão subjetiva deve ser motivo de atenção na comunicação interna. Se o gerente fizer um balanço em fevereiro, no final das férias coletivas, ao invés de fazê-lo em dezembro, o ambiente será mais relaxado e a reflexão coletiva de melhor qualidade. Da mesma forma, em reuniões de rotina, comentários e críticas são aceitos com calma ou de cara amarrada, conforme o estado perceptivo dos participantes em relação às exigências dos chefes, às próprias expectativas e à carga de trabalho.

2ª) ESTRATÉGIAS DE AJUSTAMENTO – Empresas competitivas são as que se adaptam mais depressa, porém a adaptação gera estresse. Surgem então as estratégias de ajustamento, ou *coping*, palavra em inglês que define o conjunto de comportamentos e pensamentos que um indivíduo interpõe entre ele e um evento, a fim de controlar, tolerar ou diminuir o impacto deste sobre seu bem-estar físico ou psicológico.

Essas estratégias podem ser focadas no problema ou na emoção. O foco no problema visa reduzir as exigências da situação ou aumentar os recursos para encará-las (busca de informações e apoio, aumento dos conhecimentos). As estratégias focadas na emoção pretendem regular a tensão psíquica induzida pela situação. Isto pode ser feito de diferentes maneiras: contornando o problema, minimizando-o (“isto não aconteceu”), autoacusando-se (“a culpa é minha”), buscando apoio emocional ou fazendo uma reavaliação positiva (“me tornei mais forte depois desta experiência difícil”).

Em ambas as estratégias, a emoção determina o comportamento. Quanto maior a intensidade emocional, mais intensa a reação fisiológica (aumento do ritmo cardíaco, do nervosismo...) e/ou psíquica (risco de pensamentos obsessivos e sobrecarga mental). À medida que uma situação desvia-se do esperado, a intensidade emocional cresce. Um gerente que espera receber de um colaborador um projeto bem desenvolvido e recebe somente um rascunho ficará mais chateado do que se houvesse antecipado a situação.

Elaborar é preciso para ser eficiente, a experiência indica que devemos nos interrogar sobre a eficiência da estratégia antes de empregá-la. Comecemos pela situação mais frequente, a da ação imediata.

Ação imediata – Uma crise no fluxo de caixa levou Alberto S., administrador hospitalar, a exigir dos seus funcionários a antecipação de balanços – um tipo de reação automatizada que, como um modelo de repetição, pode não ter eficácia sobre a situação em si e ainda sobrecarregar os funcionários, cuja insatisfação, ao não serem consultados previamente, pode resultar em trabalho malfeito. Por outro lado, sendo um alívio de curto prazo, esse tipo de reação proporciona a quem a solicita uma ilusão de controle, e pode ser eficiente se relaxar a tensão e não promover a desconexão com o que há de específico numa determinada situação.

Não ação, com ou sem reflexão prévia – Cautela e calma nunca são excessivas. Ao recebermos um e-mail agressivo de um colega, não precisamos responder em seguida. Afinal, é provável que seja inútil recapitular todos os fatos e tentar restabelecer a realidade para um interlocutor fechado ao diálogo que só quis nos perturbar. A espera dá tempo de analisar o problema em todos os seus ângulos e refletir acerca da emoção imediata; ademais, certos problemas se resolvem sozinhos. Esta estratégia só é eficiente, é claro, se não produzir no indivíduo que a adota uma sobrecarga mental com o remoer obsessivo de pensamentos ou reações que se tornarão novos fatores de estresse.

A vida seria simples se os problemas ocorressem de maneira sequencial. Se estivermos tensos por causa de relações tensas com os colegas, podemos explodir ao ser confrontados com questões banais que subitamente ganham proporções ameaçadoras (uma impressora que para de funcionar, por exemplo). Um fator de estresse é sempre "uma gota" suplementar que cai em recipiente parcialmente cheio. Remoer pensamentos significa girar ao redor da emoção, sem o necessário distanciamento capaz de levar a atitudes resolutivas. As consequências negativas são conhecidas: distúrbios do sono, dificuldade de concentração, desequilíbrio entre a vida profissional e a vida pessoal, entre outras.

A nova ação – Consiste em uma atitude ou um plano de ação não automatizado e que necessita de tempo de elaboração, com análise do contexto para encontrar a melhor adaptação. Às vezes a nova ação acontece de maneira quase imediata, como nas respostas depois de um comentário inesperado, mas isso se deve, em geral, ao fato de o indivíduo ter feito uma elaboração mental adequada, ponderando todos os prós e contras de uma situação.

Combinação de estratégias – É provável que a gestão eficiente do estresse dependa de uma combinação de diferentes estratégias de ação. Qual delas usar, e quando, é uma decisão que merece atenção. São dois os principais recursos do indivíduo para desenvolver sua capacidade de adaptação: a reflexão prévia e a busca de apoio social. Quando há reflexão prévia, o indivíduo distancia-se do evento e não reage sob influência da emoção. Isto permite comparar os vários fatores de estresse e hierarquizá-los. O risco é o de entregar-se à reflexão e deixar de agir.

3ª) PERCEPÇÃO DE APOIO SOCIAL – O importante não é a quantidade de relações sociais, mas a maneira como as percebermos e o apoio que nos brindam. Contar 250 "amigos" no Facebook não é reconfortante se nenhum deles ajudará você numa mudança ou numa hospitalização... Porém amigos de verdade, aos quais se pode recorrer num momento difícil, fazem toda a diferença.

O recurso ao círculo de amigos ou familiares ajuda a refletir, a ventilar a emoção e a pedir (e às vezes conseguir) apoio concreto.

O risco é o indivíduo ficar confuso com múltiplas opiniões e continuar sem agir. Vários estudos mostram a importância do apoio social como regulador do estresse e estratégia de ajustamento. Ele envolve desde o aspecto material (como a educação dos filhos custeada provisória ou definitivamente por avós) até o psicológico (a escuta atenciosa de um amigo a quem podemos revelar nossas preocupações). A boa integração social também parece ter um efeito positivo na saúde; ao contrário, o isolamento traz um grande risco de morbidade ou de mortalidade.

Dimensões do apoio – A percepção de apoio no universo profissional tem quatro dimensões: emocional, informativa e de reflexão, material e de autoestima.

- Dimensão emocional: manifestação de confiança, compaixão, amor ou benevolência. É o ouvido atento de um colega que não se fecha e permite ao outro expressar os diferentes choques emocionais produzidos por certos eventos ("Você imagina!? Ele teve a coragem de me dizer aquilo, em plena reunião!").
- Dimensão informativa e de reflexão: é necessário ajudar o funcionário a pensar ou dar-lhe informações para resolver os problemas. Podem-se fazer perguntas que estimulem a reflexão ou orientar o indivíduo para conversar com outra pessoa, capaz de dar a boa informação procurada.
- Dimensão material: o funcionário deve ser apoiado para encontrar os recursos necessários (humanos, materiais, de tempo e orçamentários) aos seus objetivos. Por exemplo, é o estagiário que dará a preciosa ajuda na execução de um trabalho repetitivo, a troca de um computador que permitirá o trabalho mais eficiente, uma extensão orçamentária que garantirá um seminário capaz de motivar novamente os colaboradores apáticos e acalmar as tensões.

- Dimensão da autoestima: envolve a função espelho de que necessitamos para formar uma estrutura positiva. No trabalho, inclui a apreciação do desempenho e o fortalecimento da identidade profissional. O funcionário deve ser tranquilizado sobre sua competência e seu valor, por exemplo, depois de uma apresentação diante da equipe. Gestos de encorajamento permitem o fortalecimento da autoconfiança nos momentos de dúvida ou temor de que as exigências ultrapassem as capacidades (mudança de função ou de responsabilidade).

Fontes de apoio – Essas fontes são principalmente três: a hierarquia (inclusive o gerente), os colegas e as funções de suporte (recursos humanos, serviço de informática).

Nunca é demais ressaltar o papel do gerente imediato como instância reguladora do estresse. A otimização de tempo e pessoal faz com que muitos gerentes, presos entre as exigências crescentes de relatórios e reuniões permanentes, cuidem cada vez menos dos colaboradores. O gerenciamento pode ter um impacto se desestimular a competição interna e as rivalidades.

Os colegas, fonte de apoio emocional, têm um papel muito importante caso as trocas sobre as situações de trabalho – que são quase cotidianas – ocorram num ambiente em que há confiança mútua. Problemas surgem, e se agravam com o tempo, quando a empresa promove avaliações de desempenho baseadas somente em critérios individuais: nesse caso, poucos empregados sentem-se dispostos a ajudar o vizinho de mesa no escritório e alguns até se congratulam se este apresentar rendimento inferior ao seu.

O suporte é essencial para regular o estresse. O humor do funcionário não será o mesmo se o técnico do serviço de informática chegar à sua sala e intervier no seu computador meia hora após ter feito o pedido ou três dias depois... O pessoal de Recursos Humanos também cumpre um papel de apoio importante em uma dinâmica de prevenção do estresse, caso detecte os problemas antes de seu agravamento.

As consequências – Sabemos que o estresse em uma pequena dose melhora o desempenho. Após determinada intensidade e frequência, contudo, é nocivo à saúde física e mental: daí nasceu a psiconeuroimunologia, uma nova disciplina que estuda as relações entre os fatores psicossociais e os sistemas nervoso, endócrino e imunológico. Os conhecimentos atuais também nos permitem identificar – e procurar regular – as consequências negativas do estresse para o desempenho intelectual, as relações com os demais e o estado psicológico.

Impacto sobre o desempenho intelectual: a carga mental – Para ilustrar o que é a carga mental, comparemos nosso cérebro cognitivo a um disco rígido de computador. A capacidade é limitada e dados em excesso tornam o funcionamento lento, com o aparelho "rodando", mas demorando a fornecer o que queremos. A dificuldade de concentração e a dispersão acompanham a sobrecarga mental ligada ao alto nível de estresse. Os transtornos de memória tanto nos fazem esquecer a data de aniversário de um ente querido como nos impedem de fazer um cálculo de cabeça. Há uma baixa de vigilância, o que nos leva a cometer erros, hesitar, duvidar...

A ruminação dos problemas profissionais, isto é, a incapacidade de desconectar-se no fim do dia de trabalho para atender a outros assuntos (vida familiar, lazer), é prejudicial em vários aspectos. É aquela situação em que você está em casa, assistindo a uma comédia na TV, ou jantando num restaurante com amigos, mas sua mente voa para longe, pensando nas soluções possíveis para problemas do escritório. O oposto disso é a reflexão produtiva e construtiva. Também a hiperatividade mental, outra consequência do estresse, é negativa, levando, entre outros sintomas, a transtornos do sono. Outro problema é o hábito de se entregar a antecipações excessivas do futuro próximo. É preciso analisar o quadro atual para tomar as providências necessárias à situação real.

Impacto das relações com os outros – A tarefa de procurar sinais de estresse numa empresa começa pela observação atenta dos seus colaboradores. Se estiverem sempre apressados, agressivos ou fechados, certamente a empresa está estressada. Cada indivíduo reage de uma forma particular diante dos agentes estressores (condições de trabalhos) e é importante que possamos reconhecer isso em nós mesmos, pois identificar a própria reação pode ajudar a buscar a superação de uma situação difícil, ainda que o ambiente de trabalho custe a promover alterações.

Como você é quando está estressado? Desagradável! O estresse pode traduzir-se por emoções como a irritabilidade ou a preocupação. Para alguns, o desânimo domina; para outros, a euforia é sinal de estresse. As atitudes variam, mas têm em comum prejudicarem a relação profissional. Em momentos de crise, a imprecisão nas atribuições dos empregados pode gerar insegurança, estimulando conflitos interpessoais. O resultado é uma rivalidade aguçada que priva o indivíduo do impulso de superar-se. Gestos solidários praticamente desaparecem, substituídos por pensamentos negativos em relação aos colegas. Isso prejudica a relação profissional e, como se sabe, o coletivo sem relação nada mais é que um conceito vazio.

São três as etapas da expressão de estresse coletivo: precipitação, agressividade e isolamento.

A precipitação – A precipitação tornou-se uma forma de trabalho extremamente comum. Cada um trabalha como se houvesse uma emergência permanente, com o sentimento de sobrecarga pela grande quantidade de tarefas. Procuramos a rapidez da execução, mas, na prática, é comum só encontrarmos a precipitação. A pressa, induzida ou aceita pelas chefias, está longe de ser benéfica para a cultura empresarial a médio e longo prazo, embora possa dar à primeira vista uma impressão de dinamismo.

Em primeiro lugar, a precipitação reduz a eficiência dos funcionários, pois quem quer fazer numerosas tarefas ao mesmo tempo acaba muitas vezes sem fazer nada. Em seguida, a obsessão do curto prazo impede os indivíduos de refletir sobre a atividade com o mínimo distanciamento necessário para aprimorá-la. A precipitação leva ainda à ineficiência do trabalho em equipe, com ações se superpondo ou se confundindo, o que se traduz em tensões entre os funcionários, que se acusam mutuamente de incompetência. A degradação das relações daí resultante movimenta um círculo vicioso que constitui o primeiro fator de estresse na empresa.

Para quebrar essa espiral, é necessário hierarquizar tarefas e distinguir entre o que é importante e o que é urgente. Em muitas empresas, a urgência é brandida como uma exigência absoluta a que todos devem se curvar. Isso apaga todas as demais dimensões, inclusive aquela que deveria estar no primeiro plano, a importância.

A agressividade – Ao desejar correr sem olhar para os lados, como se a meta a alcançar fosse mais importante do que tudo, acabamos sendo impacientes com os outros, nos tornamos irritáveis: a agressividade não está longe. Ela não é exteriorizada, em forma de raiva retumbante, por exemplo. Pode ser contida e ser expressa indiretamente pela propagação de rumores sobre a vida particular ou profissional de colegas.

Em outros momentos, a agressividade transparece na linguagem não verbal: durante a apresentação de um colega, encolhemos os ombros, levantamos os olhos para o céu, exibimos um sorriso irônico ou tomamos uma atitude que expressa claramente que estamos entediados. Este tipo de comunicação tem um impacto emocional muito forte sobre seu alvo. O indivíduo que está em posição de receptor de tais flechas agressivas não pode reagir, mas as interpreta (muitas vezes erradamente) como uma agressão. Como expressão de conflitos não verbalizados e não explicitados, o uso da linguagem não verbal depreciativa corta qualquer diálogo verdadeiro e, por conseguinte, as chances de reconciliação. Resultam disso inimizades fortes e duradouras que as pessoas não conseguem explicar, pois nenhum enfrentamento direto aconteceu.

Também há conflitos coletivos que se inserem num contexto de estresse. A agressividade pode tomar a forma de reivindicações descontextualizadas, que não produzem resultados, como foi possível testemunhar por ocasião dos movimentos contra as privatizações das estatais brasileiras.

O isolamento – Último estágio da expressão do estresse coletivo em uma empresa, o isolamento pode tomar formas muito diferentes, conforme o lugar e os níveis hierárquicos (absenteísmo, licenças médicas, atrasos, demissões, desânimo, desmotivação, erros de atenção, queda da produtividade e alcoolismo). Este isolamento traduz uma necessidade de distanciar-se da empresa, com o funcionário sentindo que precisa proteger-se de uma sobrecarga de trabalho, uma solicitação excessiva ou, o que ocorre com mais frequência, uma decepção. O trabalho não responde (ou não responde mais) às suas expectativas (às vezes excessivas) e o funcionário que antes vestiu a camisa da empresa – tornando-a, em muitos casos, o centro do seu mundo – desenvolve então um sistema de defesa, que pode ser inconsciente, para justificar a própria decepção.

O indivíduo que se isola tende a colocar-se na posição de vítima da subordinação ao seu ambiente. A partir daí, o círculo vicioso está em andamento: mais eu sofro, mais me fecho, e mais eu sofro... A moda atual é alegar falta de "reconhecimento". A expressão, e a confusão das situações atuais que ela envolve, é reveladora do mal-es-

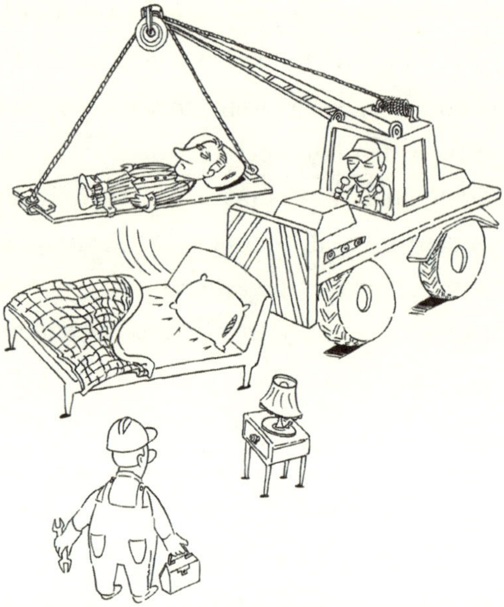

tar na empresa. Mas a causa da decepção pode ser muito diferente de um lugar para outro. O que desanima um trabalhador brasileiro pode não incomodar um trabalhador japonês. Ou o que parece estressante para um executivo há 25 anos na empresa A pode ser percebido como rotina para outro executivo em cargo similar na empresa B. Entre os altos executivos, um fator importante de estresse é a solidão – o indivíduo pensa sozinho nas suas dificuldades, e as respostas bajuladoras que ouve quando finalmente se anima a falar podem induzi-lo a tomar decisões guiadas pelo narcisismo, não pela realidade.

No tocante ao estresse coletivo, essa terceira etapa da sua expressão é mais fácil de prevenir do que remediar. Quando constatada em grande número de empregados, custa muito caro para a empresa reverter o processo. É fundamental, por isso, identificar sem demora os fatores do estresse e suas consequências comportamentais.

AS CONSEQUÊNCIAS PARA A SAÚDE

Os sintomas fisiológicos ligados ao excesso de estresse são variáveis e individuais. Seguem-se alguns exemplos. Prestar atenção às queixas, e tomar providências logo que aparecerem, são indicações úteis para evitar que se avolumem:

- Transtornos do sono: insônia, dificuldade de conciliar o sono, acordar na segunda parte da noite.
- Sintomas cardiovasculares: taquicardia e palpitações aparecem.
- Transtornos respiratórios: dificuldade de respirar e sentimento de opressão.
- Sintomas gastrointestinais: dores abdominais inexplicadas e nó no estômago.
- Dores e tensões musculares: dor nas costas permanente e tensões na nuca.
- Sintomas dermatológicos: coceira (prurido), urticária, rush e dermatite seborreica.
- Dor de cabeça, enxaqueca.
- Queda da libido.

SUICÍDIO, TAMBÉM UMA QUESTÃO DAS EMPRESAS

Se no âmbito profissional o estresse excessivo traz consequências fisiológicas – entre outros, os já mencionados distúrbios do sono, gastrointestinais, cardiovasculares, respiratórios, dermatológicos –, há quem absorva os problemas de modo mais radical e deixe de ver sentido na própria vida. O suicídio é sempre uma questão multifatorial, a gota d'água que faz transbordar o copo, e chega quando a sensação é a de não haver mais saída. Se o discurso da empresa enaltece a participação enquanto na prática aperfeiçoam-se custos e ameaça-se com demissões, está armado um quadro que estimula o desequilíbrio, a sensação de fracasso e o mal-estar. Pressões por aumento de produtividade, falta de liberdade de ação, condições ergonômicas negativas, tarefas sem significado e chefias autoritárias acabam por destruir a autoestima de indivíduos que já se sentem fragilizados.

Suicídios de figuras famosas – como o do ator Robin Williams, aos 63 anos, em agosto de 2014, depois de muitos anos de depressão grave e dependência de álcool – chamam a atenção para um quadro ainda cercado por tabus, inclusive religiosos, embora considerado um problema de saúde pública. Segundo a OMS, cerca de um milhão de pessoas se matam anualmente no mundo, com 75% dos casos envolvendo habitantes de países de renda baixa ou média. O Brasil é o oitavo país em número de suicídios (em 2012, foram registradas 11.821 mortes, sendo 9.198 homens e 2.623 mulheres), que cresceu 30% entre os brasileiros de 15 a 29 anos nas duas últimas décadas, sendo a terceira principal causa de morte de pessoas com vida produtiva.

É comum que indivíduos deprimidos não tratados adequadamente recorram a drogas ilícitas e álcool para aliviar o sofrimento. O risco de suicídio se instala sem que amigos, familiares e médicos o percebam. Irritabilidade e sentimento de culpa exacerbado são dois dos sintomas de quem pensa em tirar a própria vida. A primeira e mais efetiva medida de prevenção é o diagnóstico precoce e a intervenção nos transtornos mentais, levando-se em consideração que, conforme uma revisão recente de 31 artigos científicos sobre o tema, mais de 90% dos suicidas apresentam algum desses transtornos, como depressão, esquizofrenia, bipolaridade e dependência de álcool ou drogas.

EVITANDO O CONTÁGIO

A decisão de se matar depende de fatores variados. Segundo a OMS, em países desenvolvidos a prática liga-se sobretudo aos transtornos mentais (especialmente por abuso de álcool e depressão), ao passo que nos outros países as principais causas são a pressão e o estresse devido a problemas socioeconômicos. Suicídios relacionados ao trabalho foram relatados nas fábricas de produção da Foxconn no sul da China, em 2010, e no Japão relatam-se casos de trabalhadores que morrem extenuados por não conseguirem interromper suas tarefas. Em muitos países, programas de prevenção do suicídio foram adotados com sucesso. Na Inglaterra, o número de mortes autoinfligidas está caindo como resultado de um amplo programa de tratamento de depressão.

Na França, o tema ocupa a mídia e os debates jurídicos e políticos desde os acontecimentos na ex-empresa estatal e líder de mercado France Telecom (renomeada Orange em 2013), onde "ondas de suicídio" coincidiram com a reorganização e a privatização. Doze empregados se mataram em 2008, 19 em 2009, 27 em 2010 e seis em 2011. Um novo acordo trabalhista foi negociado, mas os suicídios voltaram, com 11 casos em 2013 e dez em 2014.

"Eu me suicido por causa do meu trabalho na France Telecom. É a única causa", escreveu em sua carta de despedida um engenheiro de 48 anos, casado e pai de três filhos. Outra funcionária, de 32 anos, escreveu que preferia morrer a aceitar a nova reorganização do trabalho. Atitudes assim podem ser contagiosas. Há 300 mil tentativas de suicídio por ano na França, das quais 12 mil resultam em morte.

Empresas que isolam os funcionários, ou jogam na sua culpa, favorecem a visão negativa que muitas pessoas têm de si mesmas. Um executivo financeiro em depressão, que supõe ter feito tudo errado e teme ser considerado o culpado por uma falência, deve ser considerado um indivíduo com a saúde mental em risco. Se estiver pensando em cometer suicídio e não puder desabafar, pior. Verbalizar sentimentos e pensamentos, ter ouvidos atentos, ajuda o indivíduo – de qualquer idade ou cargo – a se tranquilizar. Recorrer às terapias pode ser essencial para restaurar o equilíbrio perdido.

CAPÍTULO 5

ESTRESSE CRÔNICO – VETOR PARA O ESTILO DE VIDA INADEQUADO

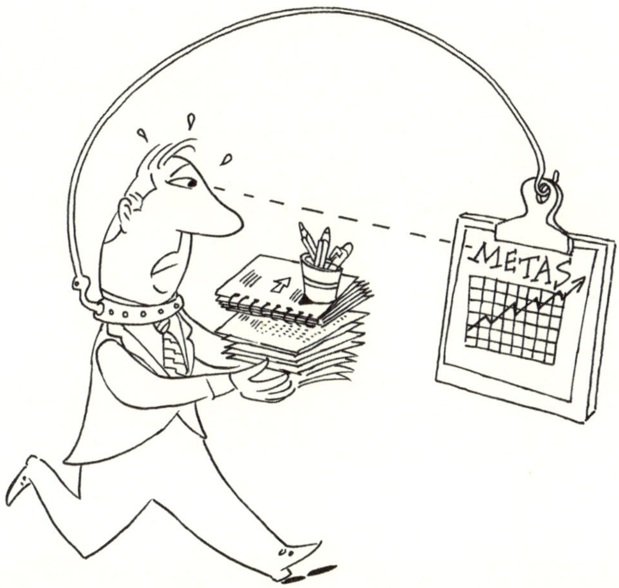

A GLOBALIZAÇÃO E A SAÚDE DO NÔMADE CONTEMPORÂNEO

O homem contemporâneo é um nômade no mercado globalizado. Neste ambiente global e cada vez mais virtual, executivos deslocam-se para diferentes pontos do planeta a fim de conquistar e assegurar mercados. Hoje um negócio está sendo fechado em São Paulo ou no Rio; amanhã um contrato será assinado em Paris, Nova York ou Pequim.

Não há pátria neste planeta dos negócios e os profissionais, atores e muitas vezes protagonistas deste jogo implacável, onde se ganha, mas também se perde, são submetidos a constante e elevada competição. Submissos às regras do business, esses nômades contemporâneos quase não têm vida pessoal. Eles são vítimas, muitas vezes fatais, de um sistema marcado pela cobrança de desempenho e conquista permanente dos mercados. Não são poucos os que sucumbem à instabilidade emocional e às doenças incapacitantes. Eles pensam ser polivalentes, policompetentes, antecipar mudanças e se adaptar permanentemente.

Esta engrenagem massacrante, que resulta numa vida controlada pela lógica dos negócios, sem ambiente gregário para o conforto emocional, sem o fortalecimento de raízes familiares, despertou de forma agressiva o pano de fundo das doenças que mais impactam a saúde do homem moderno – o estresse. Potencializado no ambiente globalizado dos negócios, no início dos anos 90, o estresse se alastrou para todas as classes sociais, sem distinção, mas encontrou no nômade contemporâneo um importante hospedeiro.

Este novo homem, para sobreviver no frenético ambiente da competição global, da vida cada vez mais virtual e da falta de identidade, precisa estar em permanente mutação em um mundo que, por sua vez, se transforma numa velocidade estonteante. Assim, no início do século XXI, onipresente, o estresse desponta como a grande ameaça à saúde do nômade contemporâneo. Ele precisa saber enfrentá-lo.

Também no mundo corporativo a velocidade das mudanças cresce sempre e os resultados são, muitas vezes, para ontem. O nômade contemporâneo é capaz de ajustar-se a este *timing* e atender a incomensuráveis níveis de exigência, mas paga caro por isso. Em se tratando do ser humano, cuja estrutura corporal é constituída por genes que remontam a bilhões de anos, a dificuldade de adaptação é brutal. A fatura deste esforço vem na forma de um grande esgotamento físico e emocional. Vale a pena?

Nossos estudos feitos ao longo de 25 anos (1990 – 2015) comprovam que as pessoas não estão preparadas para esta realidade de demanda, mudança e insegurança. De fato, dos mais de 70 mil check-ups médicos realizados em homens e outros 30 mil feitos com mulheres, 60% profissionais oriundos de empresas (30% profissionais liberais), constatamos as alterações relacionadas na página ao lado.

Diante de fatores estressores, como crise financeira, cobrança por resultados e metas mais ambiciosas, desemprego, violência urbana, conflitos familiares, aumento da competitividade e falta de tempo para o lazer, o nômade contemporâneo, em resposta à necessidade de adaptação contínua, produz doses permanentes dos hormônios gerados pelo estresse, o que o conduz a um estilo de vida insalubre. A longo prazo, as capacidades energéticas do corpo se esgotam. Assim, a doença surge como uma resposta emocional ou física do organismo a um estresse intolerável. É preciso praticar a prevenção e encontrar caminhos para a boa gestão do estresse.

PERFIL DE SAÚDE DOS EXECUTIVOS EXAMINADOS

A vida além do limite

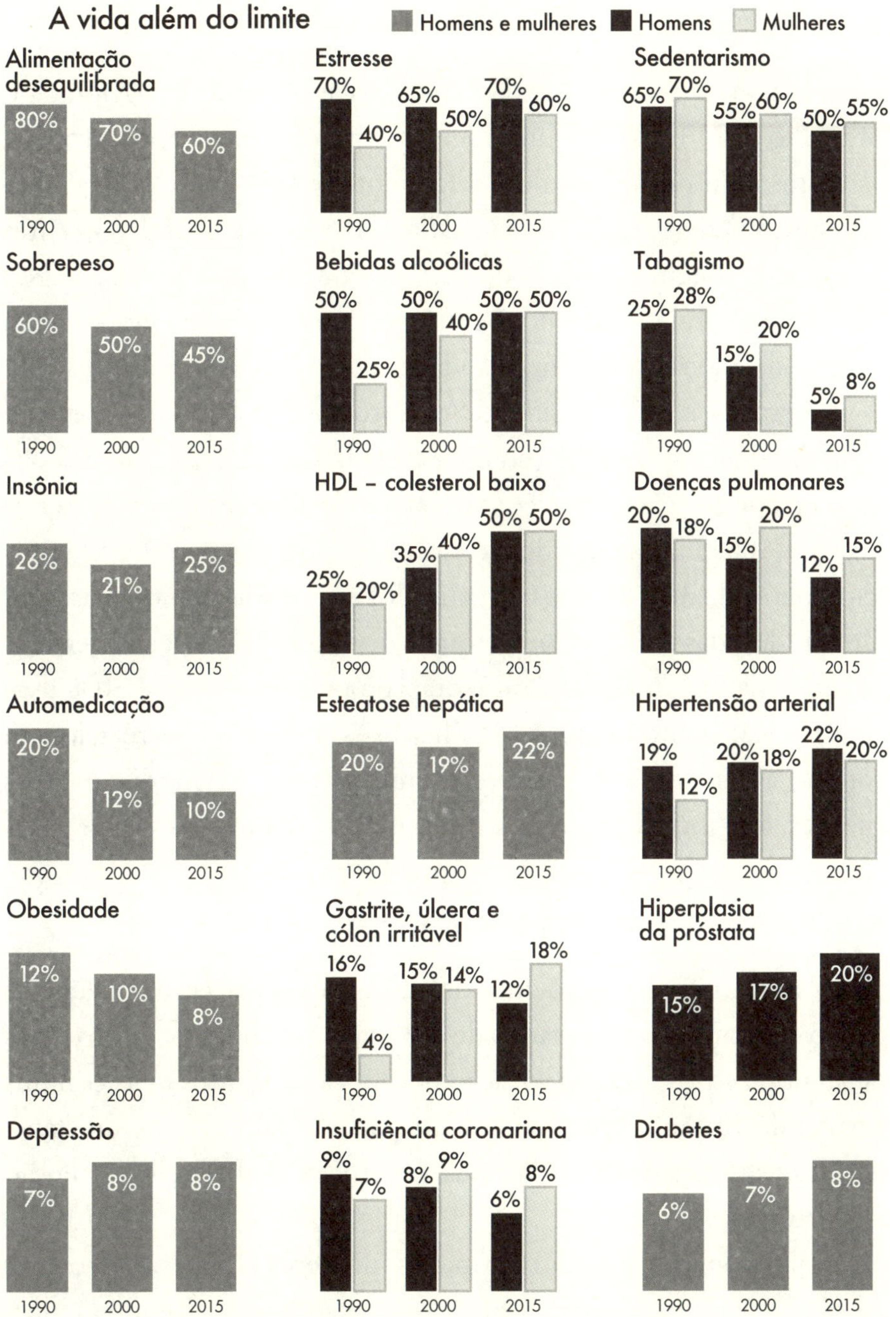

O ALTO CUSTO DO ESTRESSE

O estresse custa às empresas norte-americanas cerca de US$ 200 bilhões anualmente, segundo dados da Organização Internacional do Trabalho (OIT). Para ter uma ideia do prejuízo, na União Europeia, os gastos com problemas de saúde mental relacionados ao trabalho superam 3% do PIB. No Brasil, estima-se que os custos decorrentes do estresse cheguem a 3,5% do PIB. O caminho para prevenir esses danos é preparar-se para lidar com o estresse, antecipando-se a ele, a partir da adoção de hábitos saudáveis.

Estudos da Universidade Stanford demonstram que mais de 70% das doenças têm relação com o estilo de vida, e a genética entra com apenas 17% nessa conta. Tais índices foram observados nos mais de 100 mil exames de executivos – homens de 30 a 75 anos e mulheres de 30 a 60 anos – realizados em nossas clínicas nas duas últimas décadas e meia. Constatou-se que 70% deles estavam estressados; outros 60% tinham alimentação pouco saudável; e 50% usavam regularmente bebidas alcoólicas. As alterações se relacionam com os altos níveis de estresse crônico vivido no cotidiano pelos clientes, que induziram ao seu estilo de vida inadequado.

JOVENS E MULHERES NA MIRA DO ESTRESSE

Pode-se afirmar que estão diminuindo as faixas etárias daqueles que convivem com níveis elevados de adrenalina e cortisol. As cirurgias de angioplastia e revascularização do miocárdio, antes mais comuns a partir de 50 anos, hoje são feitas em pacientes de 35 anos, que também registram aumento de casos de câncer, diabetes, hipertensão e depressão.

Também se pode afirmar que as mulheres – hoje submetidas à tensão igual ou maior que os homens – estão desenvolvendo as mesmas doenças antes mais prevalentes na população masculina. O check-up feminino deve ir muito além do exame ginecológico e das mamas, para incluir, entre outras, avaliações pneumológicas, cardiológicas, proctológicas, radiográficas, ultrassonográficas e audiométricas. O estresse crônico também contribui para atrasos menstruais, frigidez, tensão pré-menstrual, tensão da menopausa e infecções de repetição.

Os fatores de risco apresentados pelos pacientes no check-up são variados e simultâneos e os resultados permitem uma análise comparativa com os de anos anteriores. Ao indivíduo, isso dá um domínio do seu meio interno e uma sensação de segurança. A empresa, por sua vez, pode desenvolver ações de promoção à saúde e passa a contar em seus quadros com profissionais menos propensos a interromper a engrenagem corporativa. O check-up é, portanto, ferramenta de segurança empresarial. Os funcionários que participam das ações de saúde propostas costumam ter melhoras significativas quando realizam exames periódicos regularmente.

É MAIS FÁCIL FALAR DO QUE FAZER

Admiramos as pessoas que, na empresa, mantêm a cabeça fria nas crises, elevam o nível do debate ou enxergam o que outros não veem. Elas sabem que sem reflexão não há visão de futuro. Mas conselhos são mais fáceis de ouvir que de seguir. Quantas vezes não descumprimos a decisão de entrar em regime antes das férias, praticar esporte na volta ao trabalho ou de nunca mais levar papéis para ler à noite em casa?

SOBRECARGA EMOCIONAL

Nem sempre conseguimos agir e, aos poucos, o acúmulo de emoções negativas (contrariedades, impaciência, preocupação e constrangimento) provoca reações fisiológicas. Quem nunca sentiu, momentaneamente, dificuldades para concentrar-se e a impressão de que está girando em torno do próprio eixo, sem ir em frente? Veja alguns exemplos que podem indicar sobrecarga emocional:

- Redução da vigilância, o que leva a erros, esquecimentos e hesitações.
- Transtornos de memória.
- Repetição de problemas profissionais e dificuldade de desconectar do trabalho para passar a outro centro de interesse (família, lazer...).
- Antecipação excessiva do que pode acontecer, sem estar numa reflexão produtiva e construtiva.
- Hiperatividade mental, que pode levar à insônia.

Como sair do círculo vicioso? Como agir sem que o preço a pagar seja a falta de emoção (sinônimo de ausência de motivação) e a desistência? É o que veremos a seguir.

PERCEPÇÃO QUE PROLONGA A VIDA

L. E. A., 52 anos, divorciado, advogado com uma grande banca no Rio de Janeiro, vive sob pressão. Incapaz de delegar responsabilidades aos associados mais jovens, participa quase diariamente de reuniões e almoços com clientes que jogam sobre seus ombros o peso de decisões que envolvem dinheiro, prestígio e poder. Até dois anos atrás um consumidor compulsivo de café, álcool e cigarros, só veio a repensar alguns pontos de seu estilo de vida após sofrer um infarto agudo do miocárdio. Implantou pontes venosas e arteriais para oxigenar o coração, mas ainda não venceu o desafio maior de oxigenar a mente – mesmo sabendo que o estresse foi o pano de fundo para seu problema cardíaco, voltou a trabalhar muito. Embora tenha perdido peso (antes, eram 35 quilos acima do ideal; agora são "apenas" 15) com uma dieta equilibrada, não abandonou o cigarro nem conseguiu manter a regularidade da atividade física.

"Mas no último verão tirei 20 dias de férias na Europa, esquiei e me desliguei dos problemas do escritório", ele justifica. "Nunca vou esquecer a dor forte durante uma reunião, a corrida ao hospital, a sensação de que ia morrer. Já prometi a mim mesmo repetir as férias e estou comprando um barco para velejar aos domingos, o que vai me obrigar a relaxar e, quem sabe, fazer exercício. Avisei à namorada que vamos curtir a paisagem da Baía de Guanabara e ela ficou animada, porque em geral passo os domingos no sofá em meio a uma montanha de papéis."

Se o advogado cumprir a promessa, reduzindo as agressões aos ritmos biológicos normais do corpo, ampliará suas chances de uma vida mais longa e de boa qualidade. Como já ressaltamos antes, quatro hábitos adotados em conjunto respondem por uma redução de 80% no risco de desenvolvimento das doenças crônicas mais comuns. São eles: não fumar, manter o peso ideal, fazer exercícios regularmente e seguir uma dieta saudável. Nossos hábitos dizem muito sobre quem somos, como trabalhamos e quais as nossas expectativas em relação ao mundo e às pessoas. O advogado perdeu o pai, grande fumante, quando este tinha 45 anos. Planeja parar de fumar um dia, mas ainda não se anima a prever quando. De qualquer modo, a percepção que já demonstra é um passo importante para modificar hábitos prejudiciais, pois sem consciência não há ação. É preciso comer pouco, andar muito e dormir bem, e evitar os poluentes do corpo, como o sal, o açúcar, a cafeína e a nicotina.

AS CHAVES PARA A BOA GESTÃO DO ESTRESSE

É necessário internalizar a informação de que existem atitudes que, além de deixar nosso organismo mais vulnerável às enfermidades, prejudicam nossas atividades privadas e profissionais. Essa consciência ajuda a decisão de abandonar os hábitos inadequados. Se você não dispuser de tempo para saber como vai sua saúde, fatalmente irá encontrar esse tempo para tratar de uma doença!

Qualquer que seja o método, o relaxamento é uma das ações para a gestão do estresse, pois tanto permite controlar as consequências físicas deste como recuperar o controle da própria mente. Só quem consegue relaxar é capaz de "reger" o próprio cotidiano, como faz um maestro com a orquestra bem treinada. Se um único músico desafinar, o conjunto fica comprometido! Mas atenção: as opções não precisam ser eternas, e não é porque o advogado aderiu ao barco a vela que deverá mantê-lo para sempre. A pessoa não precisa culpabilizar-se caso decida mudar de atividade em busca de relaxamento e/ou prazer. O que importa é manter o equilíbrio.

A identificação das situações estressantes, aliada ao entendimento das emoções e dos comportamentos mal adaptados que elas produzem, é tão importante quanto identificar os hábitos prejudiciais. Quem não consegue fazer isso sozinho pode pedir o apoio das pessoas próximas. O que eu faço que incomoda os demais? Que estresse é esse que parece jamais me largar? As perguntas podem parecer impertinentes para os que não gostam de ouvir críticas ou fazer autocrítica. Toda mudança de atitude – desde optar por uma alimentação saudável até recusar convites para atividades sociais antes vistas como "obrigatórias" – exige autoconhecimento e disciplina. Lembre-se: o indivíduo que aprende a cuidar de si também cuida melhor da família, da empresa.

A ESTRATÉGIA DOS PEQUENOS PASSOS

As boas intenções são insuficientes. A aprendizagem da gestão das emoções requer um processo sistemático e rigoroso. Para ser capaz de desenvolver um novo e eficiente plano de ação, concentre-se nas situações que provocam reações emocionais e estresse. Reconheça suas sensações físicas e observe suas atitudes. Não fuja dessa análise e avance lentamente, porém com segurança, praticando a política dos pequenos passos. Pode-se proceder em dois tempos:

1. Aprenda a identificar as situações que provocam um comportamento emocional.
2. Evolua desenvolvendo um novo comportamento.

A APROPRIAÇÃO DE UM MÉTODO DE REFLEXÃO – MUDAR SIM, MAS COMO?

Você terá mais condições para mudar se entender o que mostramos ao longo deste livro – a interação entre os comportamentos, as emoções e os pensamentos. A compreensão é necessária, mas insuficiente, caso você não experimente os princípios adquiridos nem trabalhe diariamente para adquirir novos reflexos. O objetivo final é que o novo comportamento desejado torne-se automático.

Se você é um gerente que diz aos subordinados, diante de uma contrariedade, uma frase como “Você devia se sentir satisfeito por ter esse emprego”, está na hora de pensar qual é o motivo disso – e não vale alegar o mau estado da economia em geral. Fazer ameaças desestabiliza as relações, em vez de propiciar colaboração. Lembre-se: estender a mão não é sinal de fraqueza. Continue a aprender até incorporar de fato as novas práticas, e para isso sugerimos vários pequenos exercícios, mais eficientes do que um grande, raramente feito.

FAÇA SEU PRÓPRIO DIAGNÓSTICO

Existem várias alavancas úteis para quem quer empreender a mudança:

- A situação criando emoções.
- As emoções sentidas.
- As emoções ou princípios ligados a estas emoções.
- O comportamento que desejamos adotar.

COMO SÃO ACIONADOS OS COMPORTAMENTOS

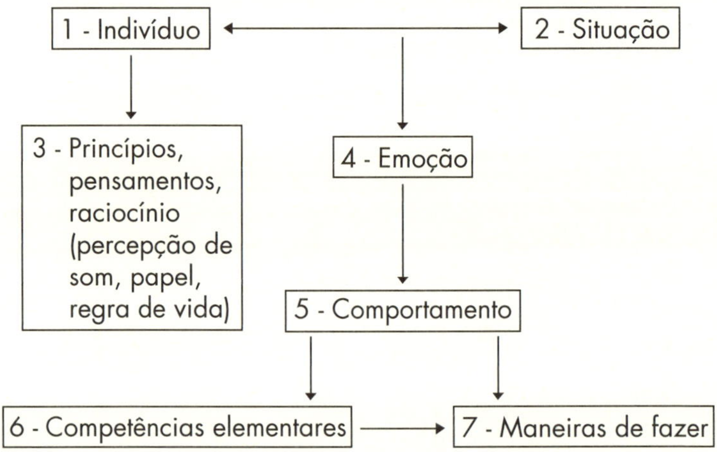

Em cada situação, o indivíduo sente emoções (4) criadas pela situação (2) e alimentadas por seus princípios (3). Certas competências elementares (6), pessoais e sociais facilitam colocar em prática as maneiras de fazer, cuja observação nos permite deduzir o comportamento (5).

Às vezes, basta aprender a fazer para fixar um novo comportamento eficiente (por exemplo, criticar sem agressividade); em outros momentos, isto não é suficiente, pois a emoção é profundamente fixada. Um exemplo: o gerente que jamais escuta seus colaboradores (competência elementar) provavelmente ignora que prejudica a si mesmo e a empresa devido à impaciência, sua emoção principal (4). Trabalhar sobre essa emoção vai promover mudanças benéficas para todos.

Dois estímulos fazem evoluir o comportamento:

- Mudar as maneiras de fazer (7), o que é possível quando a emoção não é forte demais, transmitindo as competências elementares (6).
- Se as emoções forem excessivas, é preciso realizar antes um trabalho cognitivo, identificando, em situações recorrentes, as emoções e os pensamentos automáticos.

O QUE PROVOCA EMOÇÃO NO SEU DIA A DIA?

EXERCÍCIOS DE AUTOAVALIAÇÃO

A primeira etapa consiste em observar e anotar. Durante algumas semanas, observe como você age diante das situações que o colocam sob pressão, identificando aquelas nas quais adota um comportamento emocional. MANTENHA À MÃO UM CADERNINHO E TODA VEZ QUE SE SENTIR PRESSIONADO, PREENCHA DIFERENTES COLUNAS. Nas duas primeiras semanas, reserve cinco minutos, de dia ou à noite, para identificar as situações estressantes. Quando a anotação se tornar um hábito, FAÇA-A TODA VEZ QUE IDENTIFICAR UMA DELAS. O objetivo é aprender a distinguir dois componentes: as situações, por um lado (fatores externos), e as suas reações, por outro lado (fatores internos).

Exercício 1
Identifique as situações estressantes por observação

Faça uma tabela com as colunas seguintes e preencha-a diariamente.

	SUA VEZ	
SITUAÇÃO	COMO VOCÊ REAGE DIANTE DAS SITUAÇÕES ESTRESSANTES	INTENSIDADE DA REAÇÃO DE 0 A 10
	EXEMPLO	
SITUAÇÃO	COMO VOCÊ REAGE DIANTE DAS SITUAÇÕES ESTRESSANTES	INTENSIDADE DA REAÇÃO DE 0 A 10
Estou em um engarrafamento, tenho um encontro importante.	Fico aborrecido. Reclamo de não ter saído mais cedo. Buzino. Tento passar entre os carros.	
	EXEMPLO	
SITUAÇÃO	COMO VOCÊ REAGE DIANTE DAS SITUAÇÕES ESTRESSANTES	INTENSIDADE DA REAÇÃO DE 0 A 10
Irene, uma assessora, entra no meu escritório aborrecida e grita comigo.	Acho que ela exagera e que deveria controlar-se. Balanço a cabeça e deixo-a esvaziar a sua raiva.	
A reunião começa às 9h, mas só metade das pessoas está presente na hora.	Estão de brincadeira comigo! Estou chateado. Fico andando para lá e para cá na sala de reunião, olhando o relógio a cada 30 segundos.	

Quanto mais o esforço de anotação for feito imediatamente depois da situação estressante, mais a descrição será realista. Uma vez adquirido o costume de anotar, a próxima etapa será entender melhor como você reage diante das três dimensões do esquema: Emoção, sensação física e pensamentos. Não desista! "Mesmo uma viagem de milhares de quilômetros precisa começar com um simples passo", diz um velho ditado chinês.

NOMEIE SUAS EMOÇÕES

Esta etapa é fundamental. Desconhecer as próprias emoções significa manter-se sob seu domínio sem refletir.

Exercício 2
Enriqueça seu vocabulário emocional

Para cada uma das emoções citadas abaixo, encontre três sinônimos:

Medo	Surpresa
Raiva	Tristeza
Desgosto	Alegria

RECONHECER AS EMOÇÕES É REFLETIR

O medo, a apreensão e a preocupação são emoções constantes no meio empresarial e condicionam comportamentos. Não reconhecer isso impede desbloquear situações e nos mantém presos a reflexos arcaicos. Diante de uma proposta que talvez lhe pareça absurda à primeira vista, mas que você ainda não teve tempo de avaliar, é melhor mostrar comedimento em vez de explodir com uma frase desabonadora, por exemplo, "é de outro jeito que sempre fizemos as coisas".

Exercício 3
Identifique uma situação a partir de uma emoção

Escolha uma emoção e relacione as situações em que a sentiu nos últimos três dias. Por exemplo, em quais situações você sentiu-se impaciente?

Exemplos de respostas:

- Quando meu computador demora em iniciar.
- Toda vez que as pessoas com quem vou me reunir não chegam na hora.
- Quando chamo minha assistente e ela não aparece nos próximos 30 segundos.
- Quando espero o elevador.
- Quando peço alguma informação a um grupo e ninguém me responde.

EXEMPLOS DE EMOÇÕES E SITUAÇÕES

EMOÇÕES	SITUAÇÕES
Chateação	Oposição dos próximos, falta de reflexão do interlocutor, anotações não finalizadas ou não revisadas.
Impaciência	Falta de tempo, respostas longas demais, pessoas que se expressam detalhando as coisas demais.
Preocupação	Incerteza, falta de visibilidade.
Desânimo	Críticas perpétuas, falta de reconhecimento, agressividade do outro.
Ânimo	Vence um projeto, competição.
Culpabilidade	Não responder às perguntas dos outros, não respeito dos prazos, trabalho malfeito.
Decepção	Exclusão

Agora é a sua vez de apontar as situações recorrentes, que produzem mal-estar e atitudes movidas pela emoção e não pela razão.

AS SENSAÇÕES FÍSICAS

As emoções são acompanhadas de sintomas. Quanto mais forte é a emoção, mais os "sentimentos" que se expressam no organismo são fáceis de ser identificados. As emoções correspondem a uma aceleração de certos órgãos. Quando você se estressa, há uma forte aceleração do sistema nervoso simpático (ao contrário, o relaxamento estimula o sistema parassimpático).

Segue uma lista de sintomas, não exaustiva, para facilitar a identificação e lhe permitir construir a sua própria tabela:

- Musculares (tensão muscular, contração involuntária, dores musculares).
- Respiratórios (dificuldade de respiração, opressão respiratória, bloqueio respiratório, apneia).
- Cardiovasculares (aceleração do ritmo cardíaco, palpitações).
- Cutâneas (calor, calafrios, suor frio, vermelhidão, palidez, irritações).
- Digestivas (soluços, gases intestinais, dores de estômago, diarreia).
- Fadiga constante.

"Sinto um peso nas costas" – é uma das expressões ditas pela pessoa que se considera sobrecarregada. O que o corpo tenta dizer? Quando o coração bate forte, e as pernas tremem automaticamente, pergunte-se o que está acontecendo. Não jogue a sensação para baixo do tapete.

Exercício 4
Respire para relaxar

Pratique o relaxamento rápido (um minuto, no escritório, três vezes por dia). Outras técnicas de relaxamento, que exigem mais tempo, podem ser adotadas, como a ioga, mas sugerimos começar por esse relaxamento fácil de praticar e perfeitamente adaptado ao mundo do trabalho. O objetivo não é relaxar por relaxar, mas aprender a acalmar sua emoção para ser eficiente.

Exercício de respiração do ventre (tão discreto que ninguém o perceberá, mas os benefícios serão grandes). Respirar de forma tranquila e profunda durante um minuto já permite abaixar a pressão interna.

- Sente-se de maneira confortável:
  - Os pés (de maneira plana) no chão.
  - As coxas na cadeira.
  - Mãos nas coxas (para começar, uma mão na barriga e outro no peito).
  - As costas contra o encosto da cadeira.
- Inspire pelo nariz, tendo a certeza de que a sua mão colocada na barriga suba e que a outra, colocada no peito, não se mova.
- Ao expirar, a barriga encolhe. Conte até quatro.

Repita o exercício dez vezes. A caixa torácica não se move. A respiração é calma. Se quiser aumentar o tempo de relaxamento, fique à vontade. Depois dele, concentre-se em identificar como você se sente fisicamente. O corpo fala!

O COMPORTAMENTO

O comportamento é o conjunto das reações observáveis – ou seja, maneiras de agir, de fazer, atitudes, gestos e mímicas visíveis por um terceiro. Então, é preciso pensar se você tende, nas relações com os outros, a ser passivo ou agressivo, por exemplo.

Exercício 5
Identifique as emoções e as reações físicas e os comportamentos nas situações estressantes.

Complete a tabela, acrescentando o seu comportamento; descreva o que você faz.

SUA VEZ				
Situação	Sensações	Emoção	Comportamentos	Intensidade da reação de 0 a 10
EXEMPLOS				
Estou em um engarrafamento, tenho um encontro importante.	Transpiro. Estou com a mandíbula tensa. A nuca está tensa.	Aborreço-me com os outros. Estou chateado por não ter saído mais cedo.	Buzino. Tento passar entre os carros.	
Irene entra na minha sala aborrecida e grita comigo.	Meu coração bate forte. Meu estômago está embrulhado.	Decepciono-me com a maneira e o comportamento de Irene. Sinto-me impotente diante desta fúria.	Não reajo.	
Tenho uma reunião começando às 9 horas, só a metade das pessoas está presente.	Meus músculos do pescoço estão tensos.	Fico aborrecido. Sinto-me impotente.	Caminho de um lado para o outro dentro da sala de reunião e olho o relógio a cada 30 segundos.	

FAÇA A LIGAÇÃO ENTRE AS SITUAÇÕES E OS COMPORTAMENTOS

Aprenda a distinguir entre o que é controlável e o que não é, de modo a identificar sua margem de manobra para agir.

SITUAÇÃO NÃO CONTROLÁVEL	ACALMAR A EMOÇÃO com um relaxamento rápido.
SITUAÇÃO CONTROLÁVEL	CONFRONTAR A EMOÇÃO identificando a sua margem de manobra.

Exercício 6
Identifique as situações nas quais adota comportamentos emocionais.

Distinga a parte controlável da não controlável das situações. A maioria das situações é mista. Por exemplo, você não pode evitar um engarrafamento ou a reação do colega, mas pode controlar a própria reação. Se você é do tipo que, ao ficar preso no trânsito, pensa "não dou sorte, isso só acontece comigo!", conscientize-se de que seu caso não é único, ao contrário...

SUA VEZ		
SITUAÇÃO	PARTE DA SITUAÇÃO NÃO CONTROLÁVEL	PARTE DA SITUAÇÃO CONTROLÁVEL
COMPORTAMENTO		Descreva o comportamento emocional.

EXEMPLOS		
SITUAÇÃO	PARTE DA SITUAÇÃO NÃO CONTROLÁVEL	PARTE DA SITUAÇÃO CONTROLÁVEL
Estou em um engarrafamento, tenho um encontro importante.	Engarrafamento.	Buzino, passo na frente dos outros carros.

Agora você sabe como identificar:

- As situações estressantes, distinguindo as controláveis das incontroláveis.
- As emoções.
- As sensações físicas.
- Os seus comportamentos emocionais (os que você deseja fazer evoluir).

Tente identificar a recorrência das situações que provocam o mesmo tipo de comportamentos emocionais. Costumamos reagir de maneira estereotipada...

PENSAMENTOS AUTOMÁTICOS

Entenda melhor como você raciocina. Os pensamentos automáticos não são contextualizados. "Acabo de perder esse contrato, isso mostra que não sirvo para nada!" Não é porque você perdeu um contrato que deve se considerar um incapaz. Uma variedade de motivos faz com que contratos deixem de ser assinados. Tirar conclusões generalizantes a partir de um evento pontual alimenta emoções negativas. Em vez de sentir-se culpado, tente ver a realidade questionando-se de maneira simples sobre o contexto e a situação.

Exercício 7
Identifique seus pensamentos

Reserve cinco minutos, no final da manhã ou do dia, para identificar uma situação de estresse emocionalmente carregada. Nomeie as suas emoções, mesmo se lhe parecerem violentas, e anote os seus pensamentos em cada situação. Sem autoengano, sem autocensura.

SUA VEZ	
SITUAÇÃO: Descrição breve da situação.	
EMOÇÃO: O que senti.	PENSAMENTO
SITUAÇÃO:	
EMOÇÃO:	PENSAMENTO
EXEMPLOS	
SITUAÇÃO: reunião cancelada por falta de participantes	
EMOÇÃO: Aborrecimento.	PENSAMENTO: Não é normal, eu sempre faço de tudo para estar presente nas reuniões.
EMOÇÃO: Decepção.	PENSAMENTO: Eles nunca respeitam as obrigações, é cada um por si, eles preferem priorizar os seus problemas.
SITUAÇÃO: Convocação imprevista pelo chefe	
EMOÇÃO: Preocupação.	PENSAMENTO: Ele vai reclamar de algo.
EXEMPLOS	
SITUAÇÃO: Um colega fica aborrecido com você	
EMOÇÃO: Decepção.	PENSAMENTO: Não é normal, temos de nos controlar.

DURANTE A AUTO-OBSERVAÇÃO, NÃO CENSURE SEUS PENSAMENTOS

Uma dificuldade para identificar pensamentos é a vontade de censurá-los ou deformá-los no momento em que os anotamos, por achá-los ridículos ou absurdos. Mas eles precisam ser expressos exatamente da maneira com que passaram pela nossa cabeça: por esse motivo o exercício é feito por escrito.

À primeira vista, é um exercício simples. Na verdade, você perceberá que não é tão simples – e que é muito eficiente – ao aplicá-lo a si mesmo. Entenda que enquanto pensar de maneira dramática, ou culpabilizadora, a emoção continuará a crescer e você não conseguirá definir um plano de ação para ir em frente.

PENSANDO ATÉ O FIM: E AGORA?

Para identificar melhor os pensamentos e ir até o fim do raciocínio, o questionamento é extremamente eficiente. Para descobrir o princípio atrás dos pensamentos, utilize a técnica do questionamento "e agora?".

Você verá, depois de quatro ou cinco "e agora?", que aquilo que atrapalha não tem o significado que aparentava. Porém está presente, é o princípio que provoca a emoção.

Voltemos a falar do indivíduo preso no engarrafamento (suponhamos que seu nome seja Marcos e seja representante comercial).

Marcos, você vai chegar atrasado à reunião, e agora?

- Posso perder meu contrato.
- E agora?
- Se meu chefe ficar sabendo, vai brigar comigo.
- E agora?
- Ele vai aproveitar para me dar uma advertência.
- E agora?
- Posso perder o emprego.

A preocupação de ser demitido é real para Marcos, porém a situação específica não é tão dramática. Seu chefe não faria um escândalo nem o demitiria devido a um atraso. Se ele puder entender isso, sorrirá e verá que não faz o menor sentido agir de modo exagerado e caricatural. A falta de compreensão faz com que o pensamento não saia de sua cabeça, impedindo Marcos de refletir de modo adequado à situação.

Exercício 8
Vá até o fim do raciocínio

Durante duas semanas, duas vezes por dia, anote seus pensamentos logo depois de uma situação emocional. Vá mais fundo perguntando-se "e agora?". O mais importante é não se censurar. Agora é a sua vez!

CONFRONTE OS PENSAMENTOS COM A SITUAÇÃO

Racionalizar significa aceitar a realidade. Só a partir dessa aceitação é possível adaptar um novo comportamento e pôr em prática um plano de ação eficiente. Se você já aprendeu a identificar as emoções e os pensamentos ligados a elas, precisa em seguida aprender a avaliá-los. O objetivo é chegar a uma reflexão que reduza a emoção ligada a uma determinada situação e livrar-se do automatismo comportamental ineficiente.

Este é um exercício difícil. Comece avaliando as emoções e os pensamentos livres com a cabeça fria, depois da ocorrência do evento estressante. Quando tiver se habituado à prática, poderá fazer esse mesmo tipo de avaliação de cabeça quente.

Voltemos ao exemplo do nosso representante comercial:

<table>
<tr><td colspan="2">SITUAÇÃO: Um engarrafamento na hora em que estou indo a uma reunião.</td></tr>
<tr><td colspan="2">RESSENTIMENTOS EMOCIONAIS OU FÍSICOS: Preocupação, contrações musculares, transpiração.</td></tr>
<tr><td>PENSAMENTO: Já era, é dramático porque o nosso plano comercial inteiro está em jogo.</td><td>REALIDADE: Vou chegar atrasado, terei só meia hora para apresentar minha proposta ao cliente.</td></tr>
<tr><td colspan="2">NOVO PLANO DE AÇÃO:
* Aviso o cliente.
* Relembro os pontos mais importantes, o que me permite ser mais sintético e impactante.</td></tr>
</table>

Ao vivenciarmos uma situação, tendemos a crer que nossa visão corresponde à realidade. Refletindo um pouco, pode-se relativizar. Pedindo a opinião de outras pessoas (o contrário de ruminar em silêncio), pode-se ampliar o campo de visão. Elaborar pensamentos alternativos é uma atitude que corresponde a nos interrogar sobre a realidade, muitas vezes menos dramática do que parece.

Quando você encontrar uma alternativa, tente observar o impacto que isso tem sobre sua emoção. O que você sente? Essa observação permite comparar o impacto de um pensamento negativo sobre a emoção e, ao contrário, o que pode produzir um pensamento mais conforme com a realidade.

PENSAMENTOS FREQUENTES, MAS LONGE DA REALIDADE

Seguem pensamentos frequentes no mundo profissional e perguntas que a pessoa deve se fazer diante de situações concretas:

PENSAMENTOS	REALIDADE
Controlo tudo ou não controlo nada?	Sobre o que posso agir e sobre o que não posso agir? (Identifique a parte controlável da não controlável.)
Poderia ter feito melhor?	Será que tenho como fazer melhor (o tempo, os recursos...)?
Estou perdendo tempo.	Como fazer com que este momento seja mais produtivo ou como encerrar este momento?
Não pude fazer tudo o que precisava ser feito.	Quais são os meus limites?
Meu tempo de trabalho precisa ser sempre produtivo.	Preciso tentar, mas é impossível produzir em 100% do tempo. Sempre acontecem imprevistos.

SAIA DO SEU CENTRO, USE A IMAGINAÇÃO

Para ampliar seu campo de visão, você pode tentar pôr-se no lugar de outra pessoa e perguntar-se como ela reagiria em determinada situação. Esta é uma técnica de descentralização. Você também pode deixar sua imaginação informar como fazer de outro jeito. Quando chegar a esta etapa, você venceu, pois já está na fase de reflexão e conseguiu recuperar a capacidade de raciocínio. Toda vez que um indivíduo reflete, é impressionante observar como cresce sua capacidade de encontrar soluções.

DUAS PERGUNTAS PARA RELATIVIZAR: SERÁ QUE É VERDADE? SERÁ QUE É GRAVE?

São sempre as mesmas avaliações das situações que nos atrapalham. Uma maneira de relativizar é fazer a si mesmo as perguntas: "Será que é verdade?" Se for verdade parcialmente, até que ponto é grave? Estas perguntas nos permitem voltar à realidade e relativizar a questão em termos de consequências.

INTERROGUE AS CONSEQUÊNCIAS

Para chegar ao fim do raciocínio e identificar o que pode nos travar, é útil identificar as últimas consequências. Por exemplo, um casal que não se comunica muito bem teme o risco de divórcio. No final, é possível que o divórcio aconteça, mas no momento não vem ao caso; se o pensamento "irracional" presente é o medo do divórcio, contudo, enquanto ele não for expresso continuará a poluir o raciocínio, pois a emoção subjacente é extremamente forte.

ILUSÃO NÃO FACILITA

"De que maneira o raciocínio e o comportamento não são ligados ao meu papel e à minha realidade? O que devo fazer? Como eu posso ver a situação de outra maneira ou como posso me adaptar considerando a realidade?" É necessário sair da ilusão, em primeiro lugar. A situação é o que é, sem filtros cor-de-rosa, e não a que desejaríamos que fosse.

A emoção negativa nasce da distância entre a percepção do objetivo e os recursos que temos para alcançá-lo: quanto mais estivermos em algo irrealista, mais a nossa emoção torna-se poderosa.

Exercício 9
Questione seus pensamentos

Durante cinco minutos, uma vez por dia, examine o seu raciocínio em situações carregadas emocionalmente. Escolha uma situação entre as da manhã passada ou as recorrentes já observadas. Lembre-se do ditado segundo o qual o sofrimento vem menos das coisas do que da ideia que fazemos delas. Ao ser assediado pelos pensamentos automáticos – parcialmente verdadeiros, pois correspondem aos nossos princípios de vida, que não são intrinsecamente ruins – recorra aos exercícios que sugerimos.

<table>
<tr><th colspan="2">SUA VEZ</th></tr>
<tr><td colspan="2">SITUAÇÃO: Descrição da situação.</td></tr>
<tr><td colspan="2">RESSENTIMENTOS EMOCIONAIS OU FÍSICOS: O que senti.</td></tr>
<tr><td>PENSAMENTO: O que me disse, o que imaginei da situação.</td><td>REALIDADE: Até que ponto meu raciocínio é real? O que corresponde à realidade ou não? Se for parcialmente verdade, até que ponto é grave?</td></tr>
<tr><td colspan="2">NOVO PLANO DE AÇÃO:
Considerando a minha função, o que eu deveria pensar, o que eu deveria fazer?</td></tr>
</table>

Não se curve às ideias prontas. Ache outras interpretações e estabeleça a probabilidade de cada uma delas. Faça seu pensamento evoluir com serenidade.

REFLEXÃO E CONFRONTO COM A REALIDADE

Abandonar comportamentos emocionais exige um duplo trabalho de reflexão e de confronto concretos. A reflexão nos permite focar no trabalho prático a ser realizado e faz evoluir as nossas representações e nossos princípios, etapa imprescindível da mudança. Lembre-se: certas experiências fazem parte da nossa memória emocional. Confrontando-se com novas situações, aos poucos você terá novas experiências que ficarão marcadas na sua memória emocional. Os sentimentos evoluirão. Em outras palavras, você criará novas conexões neuronais que provocarão novas reações comportamentais.

IDENTIFIQUE OS COMPORTAMENTOS QUE DEVEM EVOLUIR

A partir de situações recorrentes, o objetivo é apontar os comportamentos que precisamos fazer evoluir. Alguns exemplos:

SITUAÇÕES RECORRENTES	COMPORTAMENTO EMOCIONAL	COMPORTAMENTO DESEJADO
Não digo nada e deixo acontecer.	Alguém fala mais alto e corta a minha palavra.	Utilizo técnicas de afirmação e falo com a pessoa sobre a sua atitude.
Casos difíceis.	Digo-me que não vou conseguir e não consigo concentrar-me no trabalho. Acho todas as desculpas: conversas, e-mails, telefonemas...	Vou identificar o problema encontrado no caso, primeiramente sem tentar resolvê-lo. Vou dividir o problema em subproblemas.
Meu chefe sempre me pede coisas com um cronograma impossível de ser respeitado.	Sempre aceito e nunca peço ajuda, levo trabalho para casa.	Negocio mais tempo e peço ajuda.

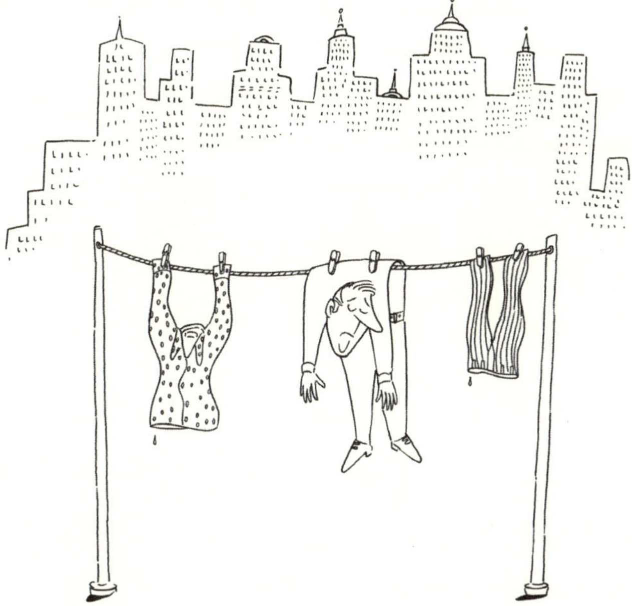

Vai ser preciso hierarquizar as situações emocionais, da mais fácil às mais complicadas. Comece pela mais fácil.

DETERMINE OS CRITÉRIOS DE SUCESSO

É preciso definir alguns pontos para alcançar um resultado eficiente.

1. O OBJETIVO A SER ALCANÇADO: "Qual é o novo comportamento que quero pôr em prática?"
2. A FINALIDADE: "Qual a utilidade disso? Qual será o efeito?"
3. CRITÉRIOS DE ALCANCE: "Como poderei ver a mudança?"
4. IDENTIFICAÇÃO DAS DIFICULDADES: "A dificuldade para pôr em prática um comportamento vem da ausência de princípios de ação ou da falta de competências elementares?"
5. AS ETAPAS: "Por onde começar?" Não esqueça que emoções demais impedem a mudança. Você precisa conseguir definir o que podemos conseguir fazer emocionalmente. É melhor definir um

objetivo baixo e ter sucesso e conseguir do que mirar muito alto e parar! A ideia é de poder confrontar-se progressivamente com novas situações para adotar um novo comportamento. Para isto, precisamos escolher uma situação na qual a emoção não chegará a um nível que fará você a abandonar.

6. O MODO DE AVALIAÇÃO: "Como vou conseguir seguir, me avaliar? Será que peço para que alguém me observe e me ajude na observação?"

A sua vitória passará pela exatidão das respostas às perguntas anteriores. O rigor é a chave do sucesso. Defina os objetivos, como se fossem da área de negócios, desenvolvendo o mesmo procedimento, mas desta vez o foco será a mudança comportamental.

DE MANEIRA CONCRETA, NO DIA A DIA

1. Explore e entenda:
   - A situação ("o que aconteceu, como isto aconteceu?").
   - Os comportamentos (o que você fez?).
   - As emoções e os sentimentos ("o que você sentiu?").
   - Os raciocínios, representações, pensamentos, a lógica (o que você se diz, qual foi o seu raciocínio?).

2. Avalie os raciocínios:
   - Quais são as vantagens deste raciocínio?
   - Em relação à sua função, qual deveria ser o seu raciocínio?

3. Defina um novo objetivo comportamental (comportamentos que precisam mudar):
   - Em relação à sua função, à organização e às questões estratégicas.

4. Defina uma nova experiência comportamental concreta:
   - Qual comportamento?

- Em que situação? (escolher objetivos possíveis a serem alcançados.)

Antes de colocar-se na situação, antecipe o que pode causar problemas. Depois de ter se confrontado à situação, avalie os progressos e as dificuldades.

IDENTIFICAÇÃO DE COMPORTAMENTOS E MUDANÇAS

Se você está mesmo disposto a mudar, conciliando a dupla necessidade de preservar a saúde e a eficiência, deverá agir em duas etapas:

- Identificar as situações que provocam um comportamento emocional, distinguindo diferentes emoções, pensamentos e comportamentos.
- Evoluir no seu raciocínio e confrontar-se com novas situações.

1ª ETAPA: PERCEBER – IDENTIFICAR

A noção de percepção mostrada no quadro seguinte é crucial e merece ser aprimorada. Cada um de nós evolui em um "estado perceptivo" que vai do geral ao particular. No plano geral, trata-se, por exemplo, de ter todas as informações possíveis sobre a situação econômica do setor ao qual pertence a empresa e a situação da própria empresa. No plano particular, aquele no qual podemos agir, o indivíduo se percebe em relação aos colegas, à experiência, à sua relação na cadeia hierárquica, à idade.

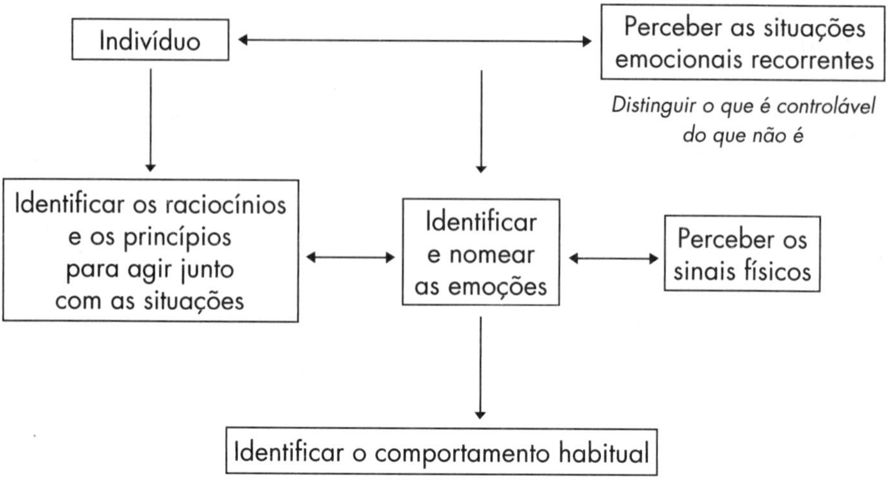

1. Aprenda a observar os fatos (o que provoca a emoção no dia a dia?).
2. Identifique e nomeie as emoções.
3. A partir das emoções, identifique as situações que as provocam.
4. Identifique as sensações físicas. Nomeie-as. O corpo fala conosco, sirva-se disto.
5. Descreva sua maneira de agir e reagir.
6. Distinga as partes controláveis das não controláveis nas situações.
7. Identifique as situações recorrentes que provocam comportamentos emocionais.
8. Pratique com regularidade o relaxamento de um minuto. Uma vez adquirido o hábito, poderá praticá-lo de cabeça quente, nas situações incontroláveis ou naquelas em que a emoção for muito forte.

2ª ETAPA: EVOLUIR

O objetivo é mudar gradativamente com a finalidade de adquirir novos automatismos. Esta mudança passa pela confrontação com a emoção e a exposição gradual, mas ampla, às situações nas quais você deseja mudar de comportamento. Hierarquize as situações que provocam comportamentos emocionais da maneira que se segue:

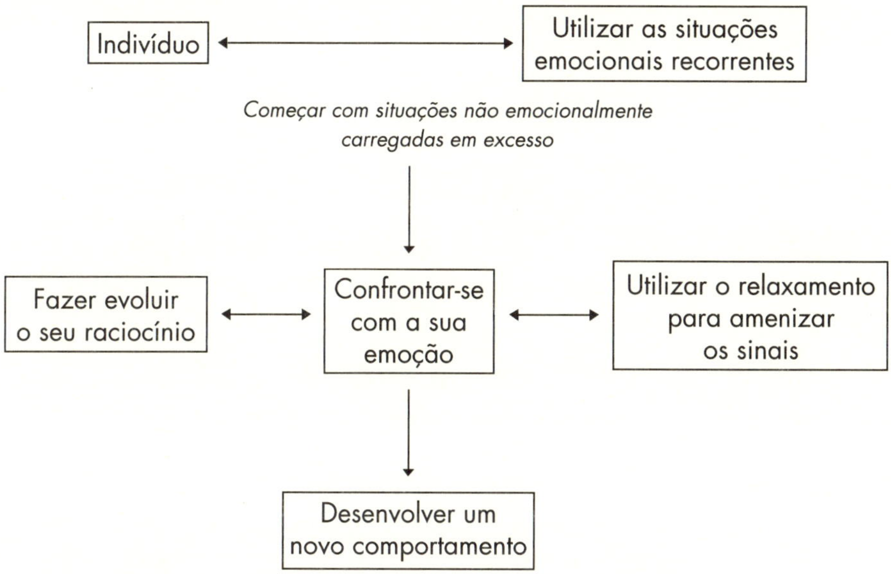

1 – Reavalie os seus pensamentos e faça-os evoluir:
- Confronte os seus pensamentos com a realidade.
- Questione, avalie os seus pensamentos para aprender a pensar de maneira diferente.
- Relativize, faça-se as perguntas: Será que é verdade? Se for verdade, até que ponto?

Se for verdade até que ponto é grave?
- Reintroduza o referencial profissional: Qual é a minha função?

2 – Defina a situação na qual deseja expor-se e o objetivo a ser alcançado, identificando o comportamento desejado. Será necessário definir a finalidade, os critérios de alcance e identificar as dificuldades.

3– Analise: "O que eu consegui fazer, o que é difícil?" Imponha-se um novo objetivo.

CAPÍTULO 6

MELHOR QUE CURAR É PREVENIR

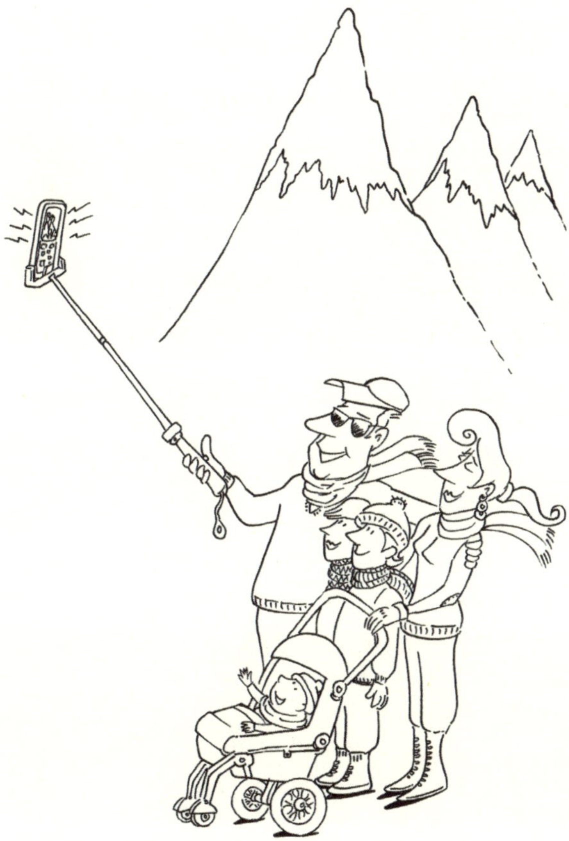

LONGEVIDADE COM AUTONOMIA

Crise financeira, violência, cobrança por resultados e longas jornadas no trabalho, conflitos familiares e falta de lazer impactam o ser humano de maneira negativa. Homens e mulheres adoecem mais cedo, deixando de usufruir em plenitude os múltiplos recursos que a sociedade contemporânea – e a medicina, com apoio da tecnologia – vem colocando à nossa disposição para garantir a longevidade com autonomia.

Aprender a relaxar, a respirar e a levar uma vida mais saudável, com alimentação balanceada, prática de atividade física diária e sono de qualidade, é o primeiro passo para se adaptar às pressões e driblar o estresse, a depressão, a ansiedade e os medos, entre outros fatores que, como vimos ao longo deste livro, interferem na harmonia do corpo, abrindo caminho às mais diversas doenças. Quando alcançamos a estabilidade emocional, nosso coração trabalha confortavelmente, bem como todo o organismo.

Para cuidar-se, procure conhecer os fatores de risco para a sua saúde. O check-up médico periódico, por exemplo, é a base para conhecer o seu corpo. É preciso que o indivíduo tome as rédeas do seu próprio cuidado e leve adiante programas de promoção à saúde. Se a principal causa da mortalidade é o estilo de vida, mudá-lo se torna uma tarefa urgente, que requer determinação, vontade e perseverança. Infelizmente, a grande ilusão dos que não conseguem modificar suas atitudes é a frase, que ouvimos em nosso cotidiano: "Na segunda-feira começo vida nova..." Não faça promessas a si mesmo nem aos outros: comece aos poucos, mas comece, e sinta em breve os resultados!

Melhorar nossa vida depende da gestão adequada de quatro instâncias: a pessoal, a profissional, a física e a emocional. Admitir a existência de pontos críticos e conflitos que não foram resolvidos é condição *sine qua non* para qualquer mudança. E ninguém muda sem enfrentar a realidade e harmonizar as quatro instâncias, que são relativamente conflitantes. É preciso sair da zona de conforto aparente – que disfarça a estagnação e a infelicidade – e passar a "perder" tempo em atividades capazes de proporcionar novas ideias e perspectivas.

Quando a mente age positivamente, o corpo agradece. No trabalho, não se entregue à mesmice nem fique obsessivo. Qualquer que seja o seu cargo, e a importância das tarefas que executa, faça pausas. O retorno – físico e mental – será enorme. Se estiver se sentindo cansado ou desmotivado, ou mesmo se estiver se sentindo bem, levante-se periodicamente para dar uma volta no quarteirão e saia do

PRINCIPAIS PROBLEMAS DE SAÚDE

Em vários países, inclusive no Brasil, repete-se a situação dos Estados Unidos, onde cerca de 80% das consultas médicas estão relacionadas ao estresse crônico, segundo dados da Universidade de Harvard. Nas dezenas de milhares de exames realizados em nossas clínicas nos últimos anos, observamos como a rotina diária vem fazendo vítimas em todas as faixas etárias. É grande o número de executivos que abusam de bebidas alcoólicas e cafeína, fumam, dormem mal, levam uma vida sedentária e consomem grande quantidade de carboidratos (açúcares)

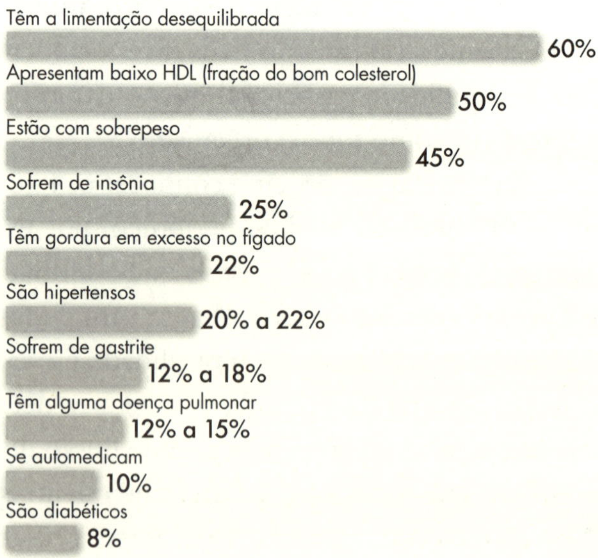

computador para ler um trecho de um livro favorito ou folhear uma revista. Também vale meditar, planejar mentalmente as próximas férias ou conversar com um colega. Dez minutos ao ar livre ou longe do tema de trabalho propiciam novas conexões mentais capazes de aliviar a tensão e levar a soluções inovadoras em várias áreas.

PAUSA PROMOVE RELAXAMENTO E BEM-ESTAR

Desafiar o senso comum aumenta a criatividade. Não tema que a pausa no trabalho pareça fruto de preguiça ou sinal de envelhecimento. Uma pesquisa recente usou um aplicativo que avalia o tempo gasto em atividades no trabalho e concluiu que os funcionários mais produtivos não são os que se arrastam em longas jornadas, mas aqueles que fazem pausas frequentes. O tempo da pausa é variável, o que importa é o foco: no tempo em que efetivamente trabalham, essas pessoas não se distraem, não sonham acordadas, não conferem o e-mail, Facebook e WhatsApp de cinco em cinco minutos.

Mas atenção – verificar a correspondência e passear pelo Facebook nos intervalos não é suficiente, porque significa que a pessoa se mantém "ligada" no mesmo ambiente. A palavra pausa vem do latim *pausa*, e esta do grego *pausis*, que significa parar. É, literalmente, uma breve interrupção do movimento habitual durante qualquer atividade. Utilize-a para efetivamente relaxar!

É claro que esse tipo de distanciamento não ocorre num passe de mágica, sobretudo se o indivíduo se deixou esmagar a tal ponto pela rotina que mal consegue distinguir o que lhe faz bem. Nossa proposta é que você se esforce para conhecer a si mesmo. Ao reconhecer os maus hábitos que prejudicam sua qualidade de vida, interrompa as agressões aos ritmos biológicos e inicie o processo de expulsão dos agentes poluidores instalados no seu organismo. Corte os estimulantes, faça alimentação balanceada, mexa-se com maior frequência, durma bem, procure os amigos, deixe mais espaço na agenda para os momentos de prazer e sorria mais.

Ao administrar a própria saúde, você só tem a ganhar. Quando colocamos todas as nossas emoções em uma única cesta chamada trabalho, faltará para aqueles que, incondicionalmente, nos dão suporte: a família e os amigos de fé. Não faça isso! Ao contrário, dedique-se a fazer de seu estilo de vida um elemento a seu favor.

MEXA-SE – A VIDA PODE SER PROVA DE LONGA DISTÂNCIA E PRAZER

Falta de tempo costuma ser a desculpa mais comum das pessoas que deixam de se exercitar. Mas bastam 30 minutos por dia de atividade moderada – como, por exemplo, caminhar em ritmo acelerado – para ganhar mais fôlego e disposição. Praticar exercícios com regularidade faz bem ao corpo e à mente: melhora a capacidade cardiorrespiratória e a circulação; emagrece; fortalece os ossos e os tendões; reforça o sistema imunológico contra infecções e câncer; aumenta o desejo sexual; ajuda a ter sono reparador; estimula a memória; e protege contra a depressão, entre outros benefícios. São tantos que não cabem em um parágrafo...

A dica para quem está parado é iniciar aos poucos, depois de passar por avaliação médica. Idealmente, a pessoa deve saber qual é a sua condição física, se já apresenta algum problema de saúde, não só doenças cardiovasculares, mas também problemas locomotores. Nesses casos, é conveniente a avaliação de um especialista em medicina do exercício, para orientar se exames adicionais devem ser realizados. Na avaliação clínica e cardiológica, seu médico poderá pedir, por exemplo, o teste de esforço para afastar qualquer risco de doenças cardíacas.

SEDENTARISMO MATA MAIS QUE OBESIDADE

Segundo uma pesquisa da Universidade de Cambridge, no Reino Unido, o sedentarismo é duas vezes mais mortal que a obesidade. A pesquisa, publicada no *American Journal of Clinical Nutrition*, acompanhou 334 mil indivíduos por 12 anos, comparando sedentários e pessoas que praticavam pouco exercício com praticantes de atividade física regular e medindo-lhes periodicamente peso, altura e circunferência abdominal.

Os cientistas concluíram que o equivalente a 20 minutos de caminhada rápida por dia reduziu o risco de morte prematura entre 16 e 30% e recomendaram que as pessoas fisicamente inativas começassem logo a prática regular e moderada de alguma atividade física. Ademais, ao analisar 9,2 milhões de registros de morte na Europa, o mesmo estudo verificou que 337 mil eram relacionados à obesidade, enquanto 676 mil poderiam estar ligados ao sedentarismo.

BENEFÍCIOS APARECEM LOGO

Para alcançar melhores resultados, é importante que o indivíduo sedentário também adote uma dieta balanceada, use vestuário adequado à atividade e se hidrate antes, durante e depois do treino, que deve ser orientado por profissional de educação física. O resultado logo será visível.

Se valer de incentivo, saiba que quanto pior o condicionamento físico, mais fácil se tornará conseguir alguma melhora. As pequenas alterações parecerão ainda mais notáveis. No início, pode haver algum desconforto, mas este desaparece com a rotina diária de treinamento. O melhor é que logo vem a recompensa, inclusive com perda de peso. Se você se propuser a perder apenas 30 gramas por dia, em um mês perderá 900 gramas e, no final de um ano, terá se livrado de quase 11 quilos, sem fazer loucuras nem se submeter a sacrifícios. Isso é muito! Quem pesa 80 quilos cairá para 69 em apenas 12 meses.

O importante é jamais desanimar, para evitar a perda do que já foi conquistado com muito esforço.

LEVANTE-SE E CAMINHE

Outra dica é escolher uma atividade que se adapte ao seu estilo de vida e seja prazerosa. Se ainda estiver com preguiça para se mexer, comece fazendo pequenas mudanças na rotina. Evite o uso de elevador sempre que possível, procure andar mais, caminhe pelo bairro, e vale até levar o cachorro para passear.

Nas primeiras duas semanas, tente caminhar, pedalar ou nadar pelo menos três vezes por semana, de 20 a 30 minutos cada vez. Na terceira e na quarta semana, com orientação do profissional de educação física, você pode se colocar como meta se exercitar cinco vezes por semana durante 30 minutos cada dia; e aumente para 40 a 50 minutos, respeitando seus limites, é claro. O ideal é associar os exercícios aeróbicos com treino de força e alongamento.

EXERCÍCIO DIÁRIO MELHORA PULMÕES, OSSOS E CÉREBRO

Fazer caminhadas diárias é uma ótima forma de se exercitar. Exige pouco empenho – afinal, é possível caminhar em qualquer lugar – e nenhum equipamento especial, apenas um bom par de tênis. Além disso, segundo pesquisadores, ajuda a reduzir a pressão arterial, melhora o funcionamento dos pulmões, fortalece os ossos, alivia a tensão e aprimora a atividade de circuitos do cérebro.

Há quatro níveis de intensidade da caminhada. Muito Leve, em que é possível manter uma conversação com toda a tranquilidade; Moderada, quando a conversação é feita normalmente; Alta, em que a fala passa a ser entrecortada; e Muito Alta, quando não é possível falar mais do que palavras como "vamos" e "valeu". Mesmo para os mais jovens, a velocidade da caminhada não deve ser muito intensa, devendo ficar em até 6km/hora.

CORRER PARA AMPLIAR CAPACIDADE AERÓBICA

Mexer-se é sempre bom: exercício físico é o melhor seguro saúde que uma pessoa pode ter. Mas ampliar a capacidade aeróbica é fundamental. Realizar atividades de alta intensidade é o que realmente caracteriza uma pessoa como saudável. Por isso, é melhor não ficar só na caminhada. Com o apoio de um profissional de educação física e de um médico, quem caminha pode tentar passar para a corrida, atividade de intensidade muito alta. Sua saúde ganhará com isso! Quem tem capacidade aeróbica baixa progride muito bem e rapidamente.

É melhor correr na rua ou na esteira? Isso vai do gosto pessoal. A esteira pode cansar pela monotonia; mas é mais fácil manter o ritmo porque ela é quem está se movendo; não tem a resistência do ar; e fica mais fácil alcançar maior velocidade. Já quem corre ao ar livre precisa tomar cuidado com a temperatura ambiente – calor e umidade –, o piso apropriado e a segurança. No entanto, pode escolher o tipo de terreno e até diferentes cenários para seu exercício.

Ao mudar de caminhada para corrida, preste atenção nos pés. Será preciso ter pelo menos dois pares de tênis apropriados para a prática. Use um par num dia e o deixe descansando no dia seguinte, para o amortecedor voltar ao normal depois do impacto da véspera. Outro alerta: ao correr e ao caminhar você não deve ouvir os próprios passos. Se ouvi-los, isso é sinal de que está pisando errado, prejudicando a coluna e os joelhos. Neste caso, um consultor especializado poderá ajudá-lo. E vale conversar com seu médico sobre os cuidados com a hidratação antes, durante e depois do exercício.

PARA CAMINHAR MELHOR

- Procure caminhar diariamente, de 30 a 40 minutos.
- Alongue-se antes, respirando de forma calma e ritmada o tempo todo.
- No início, evite acelerar. Como em qualquer exercício, comece aos poucos e consulte seu médico para saber as contraindicações.
- Além de usar tênis adequados, com boa capacidade de absorção de impacto, procure evitar pistas irregulares, que podem causar lesões ósseas e musculares. Use roupas leves e confortáveis, sempre de acordo com o clima. Evite plástico e roupas apertadas.
- Evite caminhar nas horas mais quentes do dia e de estômago cheio ou completamente em jejum.
- Mantenha o corpo ereto, olhando fixo e para a frente, com os ombros alinhados. Os braços devem oscilar na mesma velocidade e amplitude. Ao pisar, o correto é tocar no chão primeiro com o calcanhar.
- Não interrompa o trabalho físico por mais de cinco dias, senão os ganhos serão cancelados. E sobretudo não seja um atleta de fim de semana

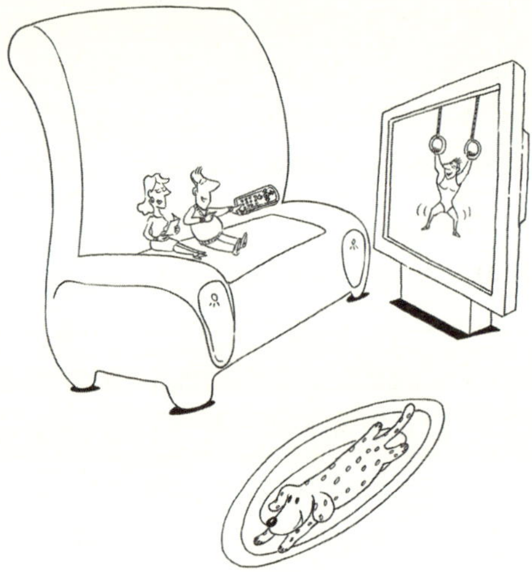

OXIGENANDO O CÉREBRO

Já sabemos que os benefícios do exercício, especialmente o aeróbico, estendem-se à função cerebral em aspectos fisiológicos e psicológicos. A atividade física repercute no estado anímico, gerando novas conexões neuronais e melhorando o funcionamento dos sistemas de resposta ao estresse. Cientistas da Universidade da Geórgia verificaram, ao escanear o cérebro de pessoas que se exercitavam uma hora por dia, três vezes por semana, o aumento no tamanho do hipocampo, a área cerebral relacionada com a memória e a aprendizagem. O mesmo estudo mostrou que 20 minutos de exercício moderado diário já produziam mudanças no processamento da informação. Isso acontece porque cada movimento muscular libera os mensageiros químicos serotonina, dopamina e norepinefrina, que influenciam a percepção, a motivação e a excitação. Um "coquetel" de grande impacto para o rendimento, para ganhar foco e liberar tensões.

Outros estudos, publicados pelo *International Journal of Workplace Health Management*, mostram que funcionários que aproveitam as pausas na jornada de trabalho para se exercitar são mais produtivos que os outros, o que foi atribuído ao fato de o estímulo cerebral continuar por pelo menos 52 minutos após a atividade física.

A ioga, uma prática milenar que combina atividade física, respiração controlada e meditação, tem efeito positivo na depressão e em distúrbios do sono, além de ajudar a prevenir doenças relacionadas ao estresse. Se os benefícios da prática regular da atividade física aeróbica fossem encontrados em um único medicamento, este seria o mais vendido do mundo.

BOM APETITE

A alimentação equilibrada está relacionada à boa saúde. Quem quer alcançar a longevidade com bem-estar e reduzir o risco de obesidade, problemas cardiovasculares, câncer e diabetes, deve optar por uma dieta equilibrada. Para garantir que seu cardápio seja balanceado, com alimentos que atendam às necessidades de nutrientes do organismo, a dica é preparar refeições e lanches com proteínas, gorduras saudáveis, carboidratos de baixo índice glicêmico (saciam por mais tempo), fibras, ricas em vitaminas e minerais. E quanto mais colorido seu prato, melhor.

A dieta balanceada, portanto, é a combinação de diferentes alimentos, incluindo grãos e cereais (de preferência integrais, porque são absorvidos mais lentamente); frutas e verduras; carnes magras; leite desnatado e derivados, além de gorduras saudáveis (insaturadas, poli e mono). Mas isso não significa comer a mesma quantidade de todos os grupos de alimentos. De acordo com a nova pirâmide alimentar brasileira, a alimentação deve ser composta por quatro a seis refeições, distribuídas em três principais (café da manhã, almoço e jantar), com 15 a 35% das recomendações diárias de energia, e em até três lanches intermediários (manhã, tarde e noite), com 5 a 15% das recomendações diárias de energia.

EVITE GRANDES INTERVALOS ENTRE AS REFEIÇÕES

A pirâmide, que leva em conta o consumo diário de 1.500kcal (quilocalorias, a média para um adulto saudável que trabalha em escritório), é apenas um guia, já que cada indivíduo tem necessidades nutricionais próprias, de acordo com idade, sexo, peso corporal, estilo de vida, horas de sono e uso de medicamentos. Em média, um adulto com 70 quilos deve consumir 2.000 kcal ao dia. A recomendação é que à dieta se adicionem ao menos 30 minutos de atividade física diariamente.

É importante evitar grandes intervalos entre as refeições. O ideal é não exceder cinco horas. Nesses intervalos, deve-se comer uma pequena quantidade de alimentos, como uma porção de fruta, ou algo em torno de 100 gramas. A quantidade de calorias diárias deve privilegiar o almoço, refeição na qual o organismo aproveita melhor os alimentos. É até desejável estar com mais fome nesse horário.

HARMONIA NAS ESCOLHAS

Uma distribuição harmônica é desjejum com 25% das calorias do dia, almoço com 35%, jantar com 25%, as demais ficando para o lanche. Na prática, deve-se equilibrar os nutrientes que, absorvidos após a digestão, forneçam a energia e os elementos indispensáveis ao organismo: carboidratos (açúcares), protídeos (proteínas) e lipídeos (gorduras). É sempre melhor privilegiar os alimentos nos quais as proteínas estão associadas a uma fraca quantidade de gorduras (legumes secos, soja e lentilha) ou a "bons lipídeos" (peixes e azeite extravirgem). O consumo de proteínas deve representar entre 25 a 35% do aporte energético diário, uma vez que não existe estocagem e produção de proteínas no corpo.

DICAS PARA UMA NUTRIÇÃO MAIS SAUDÁVEL

- Procure fazer sua última refeição com duas horas de antecedência do sono.
- Não engula a comida depressa. Tenha tempo para degustar o que come, mastigando calmamente, em momento e ambiente adequados.
- Varie seu cardápio para evitar a monotonia.
- Lembre-se de beber água entre as refeições, pois muitas vezes o sinal de fome é a sede.
- Coma menos alimentos industrializados e processados.
- Use pouco sal.
- Procure comer mais fibras. Como não são processadas pelas enzimas digestivas, elas não são calóricas. Melhoram o funcionamento dos intestinos e ajudam no controle da glicemia e do colesterol e, em consequência, reduzem a formação de placas de gordura nos vasos (aterosclerose).

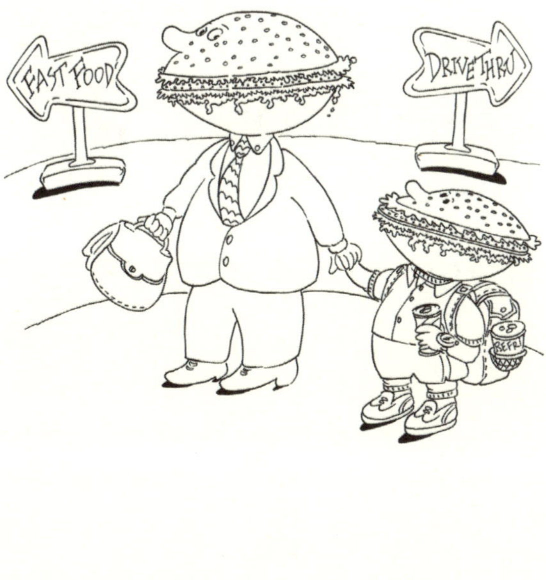

VEJA COMO SE ALIMENTAR DE FORMA SAUDÁVEL
COM A PIRÂMIDE ALIMENTAR BRASILEIRA

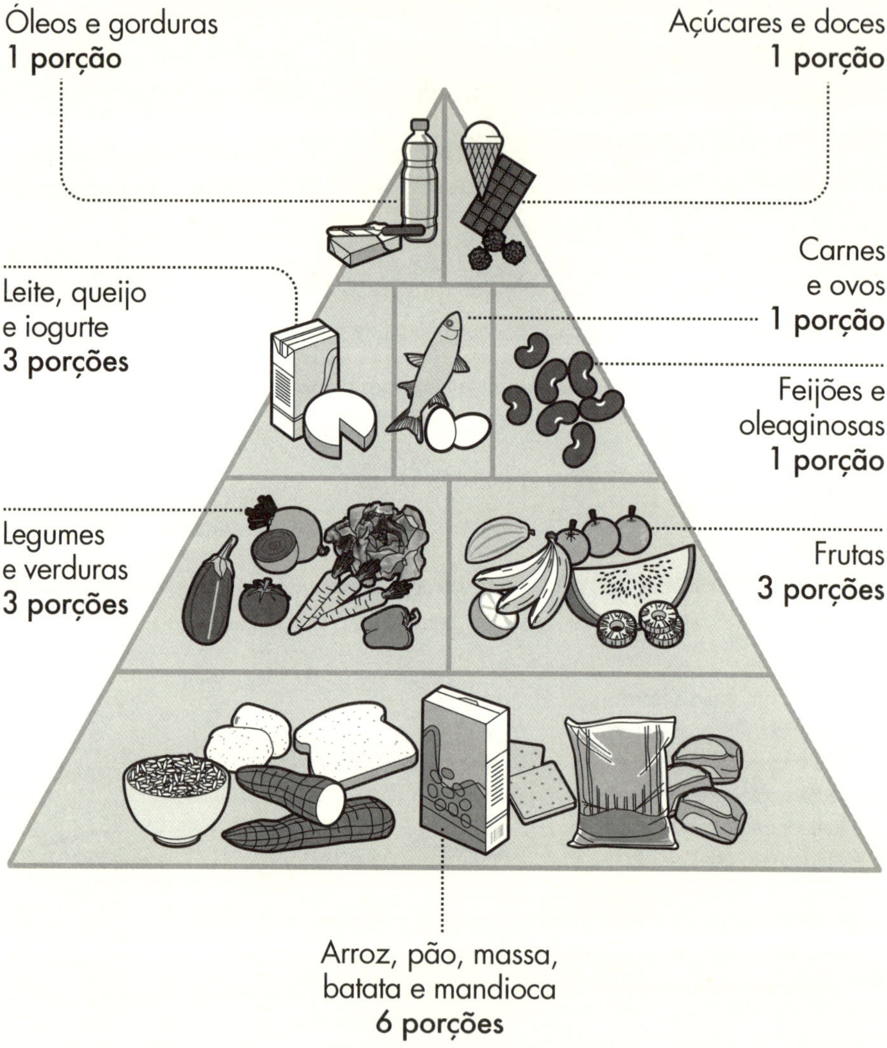

Fonte: Phillipi ST, organizador. Pirâmide dos alimentos. Fundamentos básicos da nutrição. Barueri; Manole; 2008.

MAIOR CONSUMO DE FRUTAS E VERDURAS AUMENTA A LONGEVIDADE

Uma dieta rica em frutas e verduras frescas aumenta a longevidade. É o que mostra um novo estudo realizado com 65 mil pessoas na Inglaterra nos últimos 13 anos. De acordo com a pesquisa, as pessoas que comiam sete ou mais porções de frutas e verduras frescas diariamente tinham um risco de morte, principalmente por doenças cardíacas e câncer, 42% mais baixo, em qualquer idade, do que as pessoas que comiam menos de uma porção diariamente. Esse índice era de 36% com cinco a sete porções diárias; de 29% com o consumo de três a cinco porções; e de 14% com uma a três porções, segundo o levantamento publicado na revista científica *Journal of Epidemiology and Community Health*.

Já se sabia que a ingestão de frutas e verduras é saudável, mas o tamanho desse efeito surpreendeu os autores do estudo. As verduras têm um efeito maior do que as frutas, porém o consumo destas continua fazendo grande diferença.

DIETAS QUE PROMETEM MILAGRES COMPROMETEM A SAÚDE

Na busca pelo peso ideal e pelo corpo perfeito, só não vale procurar milagres. O desejo obsessivo de emagrecer leva a dietas que prometem resultados em pouquíssimo tempo, mas só conseguem produzir o famoso efeito sanfona, além de trazer sérias consequências à saúde, como deficiência de nutrientes, principalmente vitaminas e minerais. Um exemplo é a dieta de proteínas, com ausência de carboidratos (açúcares), a maior fonte de energia para as células, principalmente os neurônios. Os adeptos desse tipo de regime correm o risco de ter aumento das gorduras no sangue e danos aos rins.

A mudança de hábitos para emagrecer com saúde deve ser gradativa. O ideal para quem faz dieta é que haja um acompanhamento multidisciplinar com endocrinologista, nutricionista, profissional da área de educação física e psicólogo. Para perder peso e não reconquistá-lo, nunca é demais relembrar que não basta reduzir a ingestão de calorias. É necessária, paralelamente, a prática continuada de atividade física.

PARA DORMIR MELHOR E TER UM SONO REPARADOR

Boa qualidade do sono é a garantia de bem-estar geral e melhor desempenho no cotidiano. O sono permite ao organismo recuperar-se do cansaço diário e, ao cérebro, adquirir novas informações e consolidar as experiências vividas. A qualidade do sono da população, porém, não vai bem. Quase 30% dos brasileiros estão dormindo menos para dar conta da vida cotidiana, e o resultado é que ficam ainda mais cansados e deprimidos. A situação se agrava em casos de insônia e de apneia obstrutiva do sono, nome que se dá às interrupções breves e repetidas da respiração ao dormir, um mal que, além de fadiga e irritação, pode causar doenças cardiovasculares, lapsos de memória, disfunção erétil e ganho de peso corporal.

INSÔNIA

Se passar uma noite em claro deixa qualquer um cansado e mal-humorado, imagine-se o drama vivido por quem sofre de insônia. Desânimo, dificuldade de concentração, fadiga, falhas de memória, irritação e queda de produtividade são algumas das consequências desse distúrbio. Por diferentes motivos – como estresse, ansiedade, depressão, uso de determinados medicamentos e substâncias estimulantes e outros distúrbios do sono, como apneia e movimento involuntário das pernas – a pessoa insone tanto pode ser aquela que demora a pegar no sono como a que acorda no meio da noite ou sente que o sono não foi reparador.

O diagnóstico é feito por meio de exames clínicos e laboratoriais, que incluem a polissonografia noturna para avaliar parâmetros durante o sono. Só a partir desses resultados o médico poderá indicar o tratamento adequado a cada caso.

DICAS PARA UMA BOA NOITE DE SONO

- Ir para a cama somente quando estiver com sono.
- Se não conseguir pegar no sono ou mantê-lo, saia da cama, vá para outro cômodo e procure uma atividade calma e relaxante, como ler, colorir ou ouvir música.
- Não adormeça fora do seu quarto. E volte para a cama quando estiver com sono.
- Mantenha um horário regular para dormir e acordar. Levante-se sempre no mesmo horário, independentemente da hora em que foi dormir ou de quantas horas dormiu à noite. O horário de acordar deve ser mantido inclusive nos fins de semana.
- Use a cama para dormir. Não faça refeições na cama, não fique deitado assistindo à TV, usando o computador, estudando ou falando ao telefone.
- Não cochile durante o dia. Se o sono durante o dia se tornar excessivo e incontrolável, limite-o a uma soneca de 10 a 20 minutos. Nunca depois das 3 da tarde.
- Não fique olhando o relógio durante a noite.
- Evite o consumo de bebidas alcoólicas de quatro a seis horas antes de dormir. O mesmo vale para o café. Limite ao horário da manhã o consumo de bebidas à base de cafeína, não ultrapassando o total de uma ou duas xícaras por dia.
- Não faça grandes refeições antes de adormecer.
- Exercite-se regularmente. Evite exercício físico rigoroso nas últimas seis horas antes de dormir.
- Mantenha o seu quarto escuro, silencioso, ventilado e com uma temperatura agradável durante a noite.

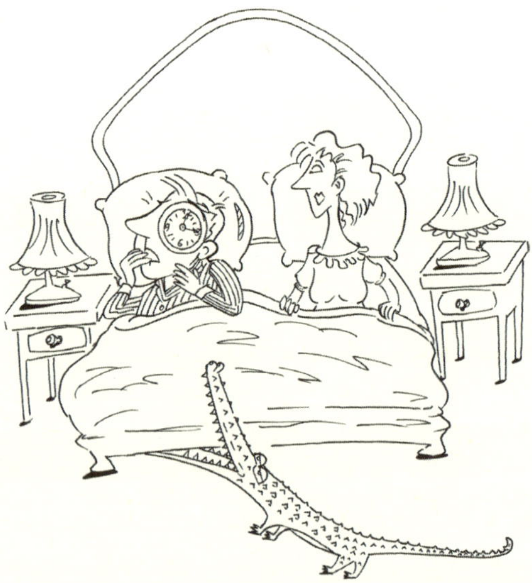

APNEIA OBSTRUTIVA DO SONO

Levar uma vida saudável e se manter no peso adequado são medidas importantes para prevenir a apneia, que é a interrupção do sono, nem sempre percebida por quem a sofre. Mas há casos em que a pessoa desperta no meio da noite sobressaltada, engasgada e com falta de ar. Por medida de emergência, o cérebro, sem receber oxigênio durante alguns segundos, força o despertar. A apneia reduz o sono reparador (a fase REM, quando ocorrem os sonhos), responsável pela sensação de bem-estar ao acordar, e causa sonolência excessiva durante o dia. O indivíduo que sofre de apneia corre maior risco de acidentes, hipertensão arterial, doença coronariana, acidente vascular encefálico (derrame), diminuição do desejo sexual e depressão, dorme durante reuniões, entre outros problemas de saúde.

A alteração já atinge 32% da população de São Paulo, como mostrou uma pesquisa Episonos/Unifesp, o que indica que o problema não deve ser minimizado. Para tentar evitar a apneia, na qual o excesso de peso é um dos fatores mais importantes, as recomendações são: dieta balanceada, prática de exercícios, restrição de bebida alcoólica até seis horas antes de dormir e restrição de medicamentos que interfiram no tônus muscular. Dicas práticas e imediatas são evitar dormir de barriga para cima e controlar a rinite.

Para confirmar o diagnóstico de apneia, há exames como a polissonografia neurorrespiratória, na qual são avaliados o padrão da respiração, as paradas respiratórias, o nível de oxigenação, a frequência cardíaca, a intensidade do ronco e a posição no leito. O tratamento dependerá de cada caso. Em alguns pacientes, indica-se o uso de dispositivos intraorais (confeccionados por dentistas). Eles avançam a mandíbula a um nível suficiente para inibir o ronco e corrigir a interrupção do sono. Em casos moderados e graves, a opção é a máscara nasal (chamada CPAP, sigla em inglês de pressão positiva contínua nas vias aéreas), usada durante o sono para aumentar o fluxo de ar e melhorar a respiração.

SÍNDROME DAS PERNAS INQUIETAS

Essa síndrome afeta o sono e piora a qualidade de vida. Não dá para relaxar. É só parar para assistir à televisão, fazer uma viagem mais longa, ir ao cinema ou deitar na cama que as pernas começam a se mexer sem que a pessoa consiga se controlar. Chamado de Síndrome das Pernas Inquietas, ou síndrome de Ekbom, esse distúrbio do sistema nervoso prejudica gravemente a qualidade do sono de seu portador, já que com o movimento o descanso acaba não sendo reparador. Além disso, interfere na vida social, pois é comum que o indivíduo fique irritado, com sonolência e cansaço.

A síndrome também pode causar ansiedade e depressão. Os sintomas param quando o indivíduo se movimenta, mas pioram quando se deita ou senta. E são mais intensos à tarde e à noite. Com diferentes níveis de gravidade, os sintomas costumam ser dor local, formigamento, ardência e pontadas, além da urgência em mexer as pernas. Essas sensações podem se estender também aos braços. O movimento das pernas provoca alívio, mas não por muito tempo.

Sem idade certa para acontecer, podendo atingir crianças, adultos e idosos, o mal tende a se agravar à medida que a pessoa envelhece. Nos Estados Unidos, sete entre cada 100 indivíduos são acometidos pela doença, que não tem cura e pode passar de uma geração para outra numa mesma família.

Apesar de as causas da doença ainda não serem claras, sabe-se que hábitos podem agravar os sintomas. Passar muito tempo sentado (em carros, avião, teatro ou no trabalho); estar anêmico; ter insuficiência renal; ser diabético; estar grávida; ter problemas nervosos; usar medicamentos com anti-histamínicos (para controlar alergias) ou antidepressivos; consumir muito álcool ou cafeína; fumar ou usar produtos de tabaco; e não dormir o bastante são algumas das possibilidades.

Mas mudanças no estilo de vida, como alterar os hábitos na hora de dormir, empregar técnicas de relaxamento, fazer exercício moderado durante o dia e manter uma rotina de sono com horário para dormir e acordar, podem ser úteis para aliviar os sintomas. Por exemplo, caminhar para fortalecer a parte baixa do corpo três vezes por semana ajuda muito.

Existem medicamentos liberados pela FDA (Food and Drug Administration, agência que regula remédios e alimentos nos Estados Unidos) para tratamento do distúrbio moderado ou grave. Eles agem no cérebro modificando o nível da dopamina. Há ainda os anticonvulsivos, que ajudam a melhorar a dor dos nervos. Mas apenas o médico pode receitá-los se achar necessário.

ABAIXO OS POLUENTES DO CORPO

O estresse do ser humano no mundo contemporâneo é muito grande e, como consequência, acelera a produção de adrenalina, naturalmente um potente estimulante para o organismo. Então, para que adicionar outros estimulantes? O impacto deles sobre a saúde depende de múltiplos fatores. Se consumida em grande quantidade, a cafeína é um poluente físico, podendo acelerar o metabolismo, gerar dores de cabeça, estimular a insônia e provocar desconfortos gastrointestinais, por exemplo.

A proibição de fumar em espaços públicos e privados aumentou a intolerância social ao tabagismo, e muitas empresas sequer mantêm os locais próprios que haviam destinado para os fumantes, agora obrigados a fumar na calçada. Há três décadas, ainda se podia fumar no interior dos aviões, algo que hoje parece inimaginável à luz dos conhecimentos sobre os malefícios do tabaco.

O cigarro é altamente viciante – não há "consumo seguro" de nicotina, que leva ao vício, e alcatrão, que favorece o câncer, duas das substâncias que o compõem. O consumo continuado, ao longo de décadas, aumenta, em homens e mulheres, o risco para aneurisma, doença coronariana, câncer de bexiga, esôfago, pulmões e boca. Fumar também produz tosse e aumenta a suscetibilidade para doenças respiratórias agudas, como a pneumonia. Tanto o álcool como o tabaco são poluentes da memória e juntos aumentam o risco de câncer. O álcool suprime as defesas normais do organismo, gerando uma perturbação de funções cerebrais. É extremamente tóxico para os neurônios e o fígado.

O estresse crônico é um gatilho para a adrenalina, que estimula o consumo de nicotina pelos fumantes. Ambas as substâncias têm um papel semelhante sobre as artérias: reduzem seu calibre, o que facilita o depósito de gordura nas suas paredes e favorece o desenvolvimento de aterosclerose.

O tabaco é incompatível com a prática de atividade física. O cigarro fumado após um esforço físico é particularmente perigoso, ao reduzir a capacidade pulmonar e obstruir as vias respiratórias na fase de recuperação em que o organismo precisa de mais oxigênio e os riscos cardiovasculares são multiplicados.

Nos Estados Unidos, o tabagismo é responsável por 6% a 8% dos custos de saúde, o que deu origem a uma série de programas antifumo. Parar de fumar é básico para uma vida saudável. Como o tabagismo é um vício, contudo, a abstinência pode provocar sintomas indesejáveis e muitas pessoas têm dificuldade de parar de fumar. Existem no mercado vários métodos, de eficácia variável. Há quem se libere da dependência reduzindo gradualmente o consumo de cigarros. Para a grande maioria de ex-fumantes, no entanto, a única maneira de deixar de fumar foi tomar a decisão e parar de vez. Fazer isso em momento mais descontraído, um período de férias, pode ser uma boa opção.

Outros poluentes do corpo têm relação com a alimentação diária. Eles são os quatro "venenos brancos": o sal de mesa refinado ou de cozinha, o açúcar refinado, a farinha de trigo refinada e o leite tradicional, os quais, consumidos em excesso, podem causar doenças graves, como hipertensão, diabetes, obesidade, alergias, câncer, entre outros males.

O consumo de sal de cozinha (é composto basicamente por cloreto de sódio) além do recomendado pelo Ministério da Saúde (até 5g gramas/dia) está associado à hipertensão arterial, o maior risco de formação de pedras na vesícula e a cálculos renais. Segundo dados da última pesquisa Vigilância de fatores de risco e proteção para doenças crônicas por Inquérito Telefônico (Vigitel), o brasileiro consome, em média, 12g por dia e o índice de hipertensos atinge um em cada quatro indivíduos. Ainda de acordo com o levantamento, a população brasileira tem pouca percepção sobre o consumo de sal em excesso: 47,9% consideram que usam sal de forma adequada.

O açúcar refinado é outro importante poluente. Ele é responsável direto pelo aumento do número de casos de obesos no Brasil e por outras doenças, como diabetes e cáries dentárias. Hoje 48,5% dos brasileiros estão acima do peso, segundo dados do Ministério da Saúde. Ainda: 29,8% dos brasileiros consomem refrigerantes pelo menos cinco vezes por semana e apenas 20,2% consomem de cinco ou mais porções por dia de frutas e hortaliças, a quantidade recomendada pela OMS. Stevia, açúcar mascavo ou demerara e mel são algumas das alternativas ao açúcar refinado, mas devem ser consumidos com moderação.

Também as farinhas de trigo refinadas são nocivas ao organismo. Além de não fornecerem nutrientes, vitaminas e minerais, o seu consumo aumenta o risco de diabetes, obesidade, prisão de ventre e doenças cardiovasculares. O melhor é consumir pães, biscoitos, bolos e massas integrais, porque nessa forma a saciedade dura mais tempo. Os produtos integrais contêm mais fibras, o que ajuda no funcionamento dos intestinos.

Por fim, outro poluente do organismo é o leite de vaca pasteurizado. A pesquisa do Ministério da Saúde mostrou que 56,9% da população brasileira bebe leite integral regularmente. Apesar de o leite ser um alimento rico em cálcio, ferro e proteína, e essencial para o desenvolvimento saudável, em especial o do tecido ósseo, ele pode desencadear intolerância à lactose, má digestão e alergia. O leite integral também contém gordura. Se for beber leite, prefira o desnatado, a não ser que exista recomendação médica contrária.

A FAMÍLIA E OS AMIGOS DE FÉ

O apoio social é algo muito importante no gerenciamento do estresse. E a família e os amigos têm papel essencial nesse sentido. Falar com alguém de confiança sobre uma situação que nos deixa nervoso ou irritado é uma maneira de extravasar a emoção ou até mesmo encontrar uma saída para resolver um problema.

Porém, indivíduos com vida profissional sobrecarregada não raro nutrem sentimentos de culpa por conviverem pouco com a família. Se você tem tais sentimentos, mas não os expressa, corre o risco de vê-los se acumularem, o que, junto a outros fatores, pode gerar um estresse que resultará em prejuízos concretos para sua saúde física e mental. Saiba que os fatores de estresse tanto podem ser reais e palpáveis, como a doença de um parente próximo, quanto imaginários, como o temor exagerado de enfermidades graves no futuro.

Se o afastamento da família vem se consolidando ao longo dos anos, não considere a situação irreversível. Mudar é possível, desde que se admita a existência do problema. Em vez de lamentar a falta de tempo e o distanciamento dos seus entes queridos, pense em tomar providências para sanar o que se tornou incômodo. A situação estressante criada pouco a pouco pode resultar em doença mental ou física que prejudicará a família inteira.

Não há fórmula mágica que faça funcionar uma família, mas existem algumas diretrizes apontadas pelo bom senso. Por mais que você sinta prazer no trabalho, onde todos reconhecem sua competência (ou seu poder, caso tenha um cargo de chefia do qual dependem muitas pessoas), e se sinta à beira de um ataque de tédio ao passar uma tarde de sábado no jardim zoológico ou no aniversário da sogra, respire fundo e pense que é no grupo familiar que estão as relações de confiança e amor que o apoiarão em todos os momentos. A família é a pequena célula social que nos dá base para a existência, o treinamento para a vida. É na família, misto de turbulências e amor, que o nosso lugar é cativo e onde sempre seremos aceitos.

E se você é daqueles que não entende por que os filhos, à medida que crescem, lhe parecem seres de outro planeta, falando uma língua desconhecida, uns ingratos que mal agradecem o fato de você ter lhes comprado o último modelo de celular, tablet ou skate, lembre-se de uma verdade reconhecida pela psicologia: crianças não vêm ao mundo com manual de instruções e famílias têm perfil diferente, não havendo regras fixas para o bom relacionamento.

Quando se trata de crianças e pré-adolescentes, o que importa é a qualidade do tempo que os pais passam com eles. Pais que passam o fim de semana inteiro com o filho sem dar-lhe atenção agem contra si mesmos. As verdadeiras trocas são essenciais. É melhor estar com seu filho uma hora por dia, diariamente, do que estar presente 24 horas sem nenhuma afinidade.

Manter uma família significa abdicar de algumas coisas para ganhar outras – entre elas, ver de perto o desenvolvimento dos filhos e ter com o(a) companheiro(a) uma relação de diálogo permanente. Manter uma família pode ser deixar de ir a uma festa para acordar cedo na manhã seguinte e levar o menino a uma competição de natação num clube a uma hora de casa; ou trocar uma primeira classe do avião pela classe econômica, para que todos possam viajar; ou dispensar a babá nos fins de semana e acompanhar a criança no teatrinho e depois lanchar com ela num lugar barulhento. Ser mãe ou pai significa, sim, sacrificar alguns dos hábitos anteriores para conviver com os filhos: é o tipo da tarefa que não se deve delegar, é o tipo do sacrifício que tem retorno posterior...

E abordar com objetividade os conflitos família-trabalho é um passo necessário. Caso contrário, à menor irritação, um problema pode atingir grandes proporções. Entre nos detalhes, busque o bem-estar com abertura de espírito. Aceite o fato de que existem na vida outros interesses além do trabalho e não repita o quadro daqueles executivos de agendas muito apertadas e pouca propensão a ouvir o que os outros querem dizer.

Mulheres tendem a compartilhar sentimentos com mais facilidade que os homens, que em geral se conectam em torno de tarefas e metas. Elas costumam ser mais abertas para falar de dúvidas e angústias. Já eles relutam em discorrer sobre como se sentem ou como está sua vida pessoal. Um filho desajustado na escola, uma filha que só namora homens complicados, uma esposa indiferente – muitos homens negam-se a comentar questões da sua intimidade, como se elas não interessassem a ninguém, e se sentem mais à vontade numa longa reunião de diretoria que numa conversa de peito aberto.

Se você é daqueles que sabem falar de trabalho, esportes, carros, situação da economia e conquistas eróticas, porém jamais se lembra das emoções, está perdendo algo essencial, tão importante para a saúde quanto fazer ginástica! E vale reforçar: quem tem amigos sinceros, capazes de ouvir com atenção e demonstrar empatia, também tem mais chance de lidar positivamente com experiências difíceis e estressantes no âmbito pessoal ou profissional. Os amigos verdadeiros ouvem e não julgam. A falta destes gera solidão que, por sua vez, agrava os problemas relacionados ao estresse. Sem alguém para desabafar, pedir conselhos ou simplesmente trocar ideias, o indivíduo fica ruminando seus problemas num círculo vicioso improdutivo.

Portanto, as relações de confiança mútua são poderosas aliadas na luta contra todos os tipos de tensão, especialmente se conseguimos manter encontros regulares com as pessoas queridas. Os sistemas de apoio afetivo são significativos até mesmo no nível fisiológico, pois ajudam a produzir serotonina, o neurotransmissor que auxilia no combate à depressão e cria um sentimento geral de bem-estar.

Reavaliar a maneira de conduzir a própria vida é difícil, com certeza, mais até que iniciar uma dieta alimentar ou reduzir o consumo de álcool, por exemplo, mas é uma etapa que precisa ser enfrentada. Seja responsável por si mesmo, busque o equilíbrio, e a recompensa virá.

RIR FAZ BEM

O riso é próprio do ser humano saudável. Considerado um antídoto contra o estresse, não apresenta risco de dose excessiva nem contraindicação. Ele propaga-se pelos músculos da face, da laringe, do diafragma, da musculatura abdominal, da caixa torácica, invadindo todo o corpo. Durante um acesso de riso, o coração pulsa mais depressa para, em seguida, reduzir seus batimentos ao mesmo ritmo da pressão arterial. Uma boa gargalhada oxigena o corpo, melhora o tônus muscular e o metabolismo geral. O riso estimula a produção de endorfinas e de outros neurotransmissores, diminui a dor e atua positivamente nos processos imunológicos. No campo emocional, melhora a qualidade de vida pessoal e interpessoal. Rindo, somos mais descontraídos e, portanto, receptivos aos outros.

Neste mundo tenso, eivado de emoções negativas, não economize o riso – use-o à vontade como desintoxicante físico, despoluidor psíquico e aliado na luta contra o estresse do cotidiano.

OS CUIDADOS COM O COMANDANTE

O geólogo JMC morava em Nova York e tinha 56 anos quando foi diagnosticado com um câncer grave, que começara na língua. Depois de um mês acamado, num grande hospital e em casa, e de muitas conversas com amigos e a família, decidiu voltar definitivamente ao Brasil, disposto a viver: ao mesmo tempo em que manteve o tratamento convencional, pediu aposentadoria para dedicar-se à música, iniciou uma dieta baseada em produtos orgânicos, deixou de consumir álcool e cigarros, e passou a fazer meditação diariamente. Aos poucos, engordou os 20 quilos que havia perdido com a doença e mantém-se estável depois de três anos. Para a medicina, o tumor de JMC está em remissão e pode voltar a qualquer momento. Para ele, seu caso prova a importância das atitudes positivas na recuperação e na sobrevida com qualidade.

O processo curativo é complexo. Em todos os níveis de organização biológica, existem no ser humano mecanismos de autodiagnóstico, autorrecuperação e regeneração, prontos para entrar em ação quando a necessidade aparece. A imunidade pode ser aprimorada por mudanças consistentes no estilo de vida, o que significa não só comer melhor e abandonar os estimulantes poluentes, mas cuidar da mente. O cérebro, comandante do nosso organismo, é um órgão frágil e sofre sensivelmente as consequências do estresse crônico, das emoções negativas e dos hábitos insalubres. Há que se ter muito cuidado com ele.

O cérebro consome 20% de todo o oxigênio que chega ao corpo, o que é considerável, uma vez que seu peso é de 2% da massa corporal. É o órgão mais vascularizado do organismo e qualquer interrupção circulatória acarreta danos irreversíveis. Suas necessidades nutricionais são consideráveis em sais minerais e em glicose, e esta é o carburante único dos neurônios, e também em gorduras, que constituem a capa protetora dos neurônios. Ele sofre com a alimentação desequilibrada, que gera placas de gordura nas suas artérias, impedindo a oxigenação plena de suas diversas áreas, as quais, com o passar do tempo, se ressentem.

A agressão ao cérebro também vem por meio da excessiva produção de cortisol e adrenalina, causada pelo estresse crônico. O estresse, aliado à fadiga, pode provocar lapsos de memória frequentes tanto em idosos como em pessoas mais jovens. Se você se sente cansado, não ignore o "aviso". Tome as providências necessárias a curto e longo prazo, e todo o seu sistema nervoso agradecerá.

OS VERDADEIROS JOVENS

Há poucos meses, morreu no Japão aquela que era considerada pelo Livro Guinness dos Recordes a pessoa mais velha do mundo. Aos 117 anos, Misao Okawa até recentemente vivia de forma independente e ativa, cercada pela família e por amigos. A notícia rapidamente foi divulgada em todo o mundo. O que parece ser exceção, no entanto, vem se tornando cada dia mais comum. Um novo perfil de "jovens" começa a chamar a atenção de médicos e especialistas.

Além de muita disposição e boa saúde, são indivíduos permanentemente em busca de motivação, a mola da vida. A sociedade caminha rapidamente para os 100 anos de idade com mais cuidados e energia. Para cada ano vivido pela humanidade, o homem ganha três meses em expectativa de vida. Brevemente, seremos centenários. Não são raros os casos de idosos que chegam às nossas clínicas e apresentam em seus exames resultados melhores do que o de indivíduos bem mais jovens (40/50 anos), que são hipertensos, sedentários, diabéticos e obesos. Eles curtem mais as suas vidas.

De acordo com o IBGE, a população com 60 anos ou mais representa um contingente de quase 24 milhões de pessoas, 11% dos brasileiros. Nos próximos 20 anos, o percentual de idosos no Brasil poderá ultrapassar os 47 milhões de pessoas e deverá representar quase 21% da população. Com bons hábitos adquiridos ao longo dos anos, eles aprenderam a se alimentar melhor, a praticar exercícios físicos, têm tempo para se dedicar ao que realmente gostam de fazer e sabem lidar mais sabiamente com o estresse. Praticam a prevenção.

Exemplos que não têm sido seguidos pelos mais jovens. Uma pesquisa com base nos mais de 100 mil check-ups que já realizamos ao longo de quase 25 anos mostra que cerca de 70% dos executivos examinados sofrem com altos níveis de estresse, mal que pode levar a problemas de saúde, de acordo com as individualidades, como depressão, AVC e infarto agudo do miocárdio. Além disso, 60% se alimentam mal, 50% bebem regularmente, 50% têm o HDL-colesterol abaixo do ideal, 50% são sedentários, 45% têm excesso de peso corporal, 25% sofrem com insônia e 20% são hipertensos. Destaque-se que um executivo estressado tem a capacidade de contaminar toda a sua equipe.

A ciência tem feito a sua parte. Quais serão os limites de nossas idades? Com o avanço das novas tecnologias, já conseguimos reduzir o tempo de cura e cicatrização de cirurgias. O aumento do conhecimento da biologia molecular nos possibilita criar órgãos artificiais a partir de células-tronco. Sem falar na nanotecnologia: motores e receptores implantados nas células de pacientes, conectados a modernos computadores. Além de intensificar dessa forma o monitoramento da saúde do paciente, a tecnologia pode fazer com que o corpo responda muito melhor aos tratamentos, que são cada vez mais pontuais e customizados.

Os exames preventivos realizados periodicamente representam ferramenta fundamental para a conquista da longevidade com autonomia. Com a prática, podemos conhecer os fatores de risco para a saúde, evitar o aparecimento de novas doenças e também melhorar a qualidade de vida dos indivíduos. Conhecer, a partir desses exames, esses fatores de risco e combatê-los, a partir de programas de promoção à saúde, é o primeiro passo. Estudos da Universidade de Stanford demonstram que 17% das mortes no mundo estão ligadas à genética. Na verdade, cerca de 80% estão associadas ao estilo de vida de cada um, turbinado pelo estresse crônico do cotidiano. Condição em que os idosos parecem levar larga vantagem. A questão sobre a qual devemos nos debruçar atualmente talvez seja: como estará a saúde dos executivos hoje na faixa dos 30, 40 anos quando chegarem aos 80? A resposta pode estar justamente na "jovem" japonesa de 117 anos que faleceu em abril. Ela costumava dizer a quem perguntasse três de seus segredos para ter uma existência tão longa: comer pouco, andar muito e dormir bem.

CAPÍTULO 7

WELLNESS COACHING – NOVA FERRAMENTA PARA O BEM-ESTAR

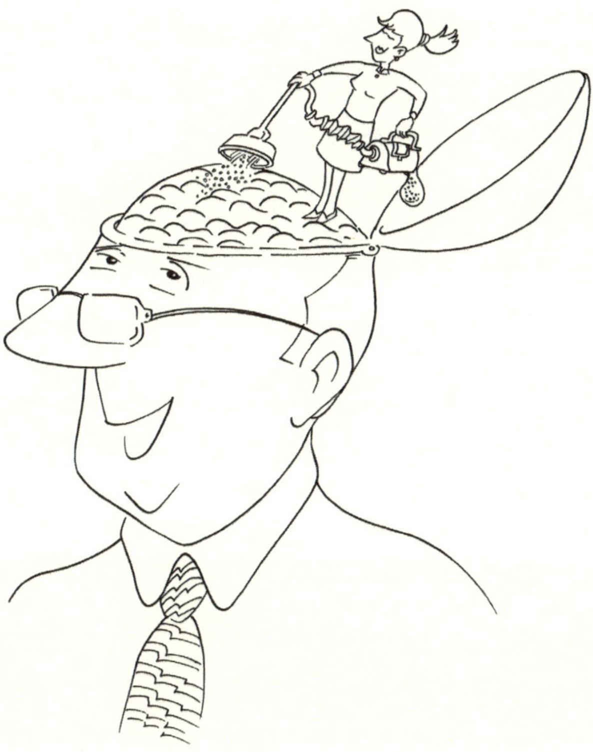

SOLUÇÕES PERSONALIZADAS PARA UMA VIDA SAUDÁVEL

Como vimos nos capítulos anteriores, o homem contemporâneo convive com diversos cenários em seu cotidiano que o conduzem a um estresse elevado. Esse estresse é o vetor para um estilo de vida inadequado, e que abre as portas do corpo para as mais diversas doenças.

Ser bem-sucedido na vida profissional sem abrir mão da saúde e dos relacionamentos é um dos maiores desafios no cenário atual. De fato, equilibrar vida pessoal e profissional não é fácil e requer uma grande capacidade de adaptação para superar os desafios do cotidiano.

Já imaginou uma vida com mais saúde, vitalidade, relacionamentos positivos e duradouros e um profundo sentimento de realização?

Não é o que todos nós queremos?

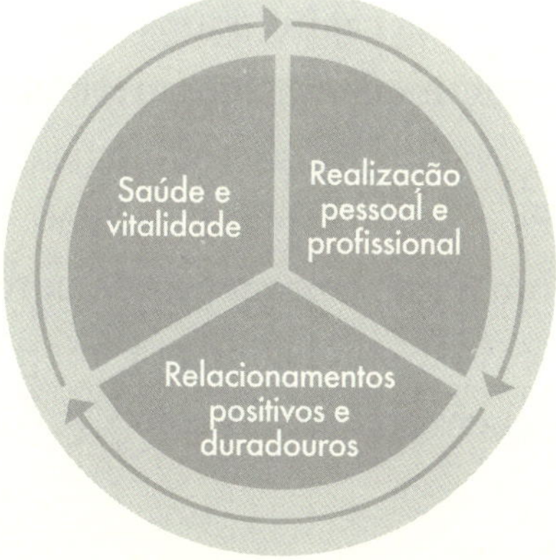

Segundo pesquisadores e professores de Harvard, "quando os médicos dizem para seus pacientes que vão morrer se não mudarem seus hábitos, apenas 14,3% conseguem realizar as mudanças necessárias. A consciência dos riscos e a vontade de mudar, mesmo quando se trata de uma questão de vida ou morte, não bastam para que os indivíduos obtenham sucesso em mudar seus hábitos".

SABER NÃO É FAZER – PRIMEIRO, DEVE-SE MINIMIZAR A RESISTÊNCIA

Portanto, saber o que se deve fazer é algo bem diferente de realmente fazê-lo. "Por que é tão difícil mudar, mesmo quando sabemos que determinados hábitos ou atitudes nos são prejudiciais? Que mecanismos estão por trás da nossa resistência à mudança e como entendê-los para, então, desmantelá-los?"

Existem vários caminhos e centenas de abordagens diferentes. O que importa é que cada um encontre o que funciona melhor para si.

Nos países desenvolvidos, surgiu uma nova ferramenta para a busca de um estilo de vida saudável, com base nas pesquisas científicas mais recentes, capaz de trazer soluções personalizadas para uma vida mais equilibrada e com bem-estar, adaptadas à realidade de cada indivíduo.

Apresentaremos nesse capítulo uma das soluções mais eficientes para a realização de mudanças comportamentais duradouras e melhorias no estilo de vida. Uma metodologia que valoriza e respeita as individualidades e responsabiliza o cliente do início ao fim do processo, gerando um forte sentimento de autonomia e liberdade de escolha. Esse processo é conduzido por um profissional chamado Wellness Coach, também conhecido como "Coach de Bem-Estar".

WELLNESS COACH: UM VERDADEIRO PARCEIRO PARA SEU SUCESSO

Imagine ter alguém ao seu lado para ajudá-lo de forma bem objetiva e pragmática a atingir suas metas, superar desafios, gerenciar emoções, cultivar estados mentais positivos, aprimorar seus relacionamentos, descobrir e usar suas plenas potencialidades, manter foco, e organizar melhor sua vida, principalmente num mundo de excesso de informação, cobrança e distrações. Alguém em quem possa confiar e com quem possa se abrir sem se sentir julgado, um parceiro que lhe ajude a se tornar a melhor versão de si mesmo.

O Wellness Coach propicia para seus clientes a oportunidade de desenhar sua própria visão de bem-estar e de adquirir a motivação e confiança para torná-la realidade. Por meio de uma parceria colaborativa, atua como facilitador no sentido de promover autoconhecimento e estimular comportamentos saudáveis. É treinado para auxiliá-lo a enxergar novas possibilidades, quebrar paradigmas limitantes, desenvolver novas habilidades e superar desafios através do uso das suas forças e virtudes e de ferramentas com resultados comprovados cientificamente.

Muitos fatores podem facilitar ou dificultar o processo de transformação pessoal. Entre outros, crenças, emoções e sentimentos, pensamentos, necessidades, valores, cultura, ambiente... Todos esses fatores influenciam nossas atitudes e nossas ações.

Segundo nossas experiências, a resistência é um mecanismo de autoproteção. Como nosso sistema imunológico, seu papel é gerar defesas para nos proteger e garantir nossa sobrevivência. Não podemos eliminá-la sem colocar em risco a nossa vida.

Existem essencialmente dois tipos de soluções para quem precisa mudar um hábito: soluções técnicas e adaptativas. Por exemplo, para quem busca se alimentar melhor para emagrecer, uma dieta seria uma solução técnica. Entretanto, as pesquisas demonstram que, em média, as pessoas que fazem dieta ganham de volta 107% do peso que conseguiram perder e segundo dados da MentalSlim, na França, 96% dos indivíduos voltam pelo menos ao seu peso inicial depois de terminar a sua dieta. Para a maioria, a perda de peso duradoura não depende de uma solução apenas técnica. É necessário facilitar a transformação por meio de soluções adaptativas em resposta a problemáticas complexas e individuais.

Na parceria médico-coach, um conceito inovador e crescente no âmbito da saúde pessoal, o médico examina seu paciente, faz o diagnóstico e emite suas recomendações, plantando as sementes da mudança. Em seguida, o Wellness Coach acompanha o indivíduo e o guia para que consiga realizar as ações necessárias e adquira hábitos saudáveis de maneira sustentável. Esse apoio revela-se fundamental quando se analisa pesquisas americanas recentes que mostram que 85% das pessoas não conseguem mudar sozinhas hábitos como parar de fumar ou ter uma alimentação mais saudável.

DO CONCEITO DE SAÚDE AO CONCEITO DE NÍVEL ELEVADO DE BEM-ESTAR

Em 1946, a OMS apresenta, no preâmbulo da sua constituição, a definição de saúde:

"UM COMPLETO BEM-ESTAR FÍSICO, MENTAL E SOCIAL E NÃO APENAS A AUSÊNCIA DE DOENÇA OU ENFERMIDADE."

Durante o processo de Wellness Coaching, podem ser abordadas questões relacionadas às dimensões do bem-estar físico, mental, social, emocional, ocupacional, ambiental e espiritual.

EM BUSCA DE FELICIDADE E AUTENTICIDADE

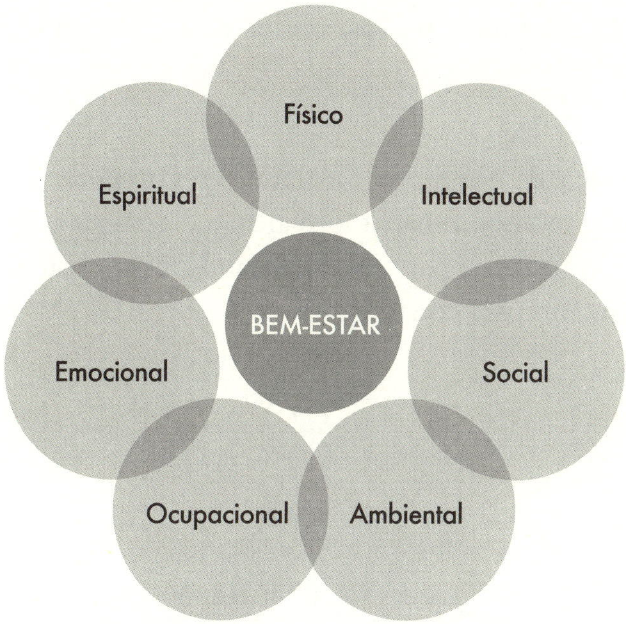

Muitas vezes, adoecemos porque não estamos felizes, não estamos em paz, nem conosco nem com os outros. Aprendemos a nos afastar da nossa verdadeira essência para atender às expectativas e tentar satisfazer as necessidades e vontades dos outros. As expectativas dos nossos pais, do nosso chefe, do nosso parceiro, dos nossos filhos...

Aprendemos a não nos escutar, a não nos respeitar e a não perceber o que está acontecendo dentro de nós. Aprendemos a não tomar consciência do que estamos sentindo e precisando. E esperamos a mesma coisa dos outros em retorno. Esperamos que cuidem de nós e satisfaçam as nossas necessidades, gerando expectativas muitas vezes frustradas que resultam em conflitos e separações. Começamos por nos desconectar de nós mesmos para acabar nos desconectando dos outros. Essa falta de responsabilização individual pelo próprio bem-estar conduz a um processo de adoecimento, em alguns casos, lento e silencioso até a aparição dos primeiros sintomas. Como fazer diferente? Como mudar nossos hábitos e padrões mentais?

METODOLOGIA

Um programa de Wellness Coaching geralmente começa com o cliente descrevendo uma visão realista de bem-estar que evidencia o futuro que deseja para si e orientando a definição do objetivo e o planejamento para concretizá-lo.

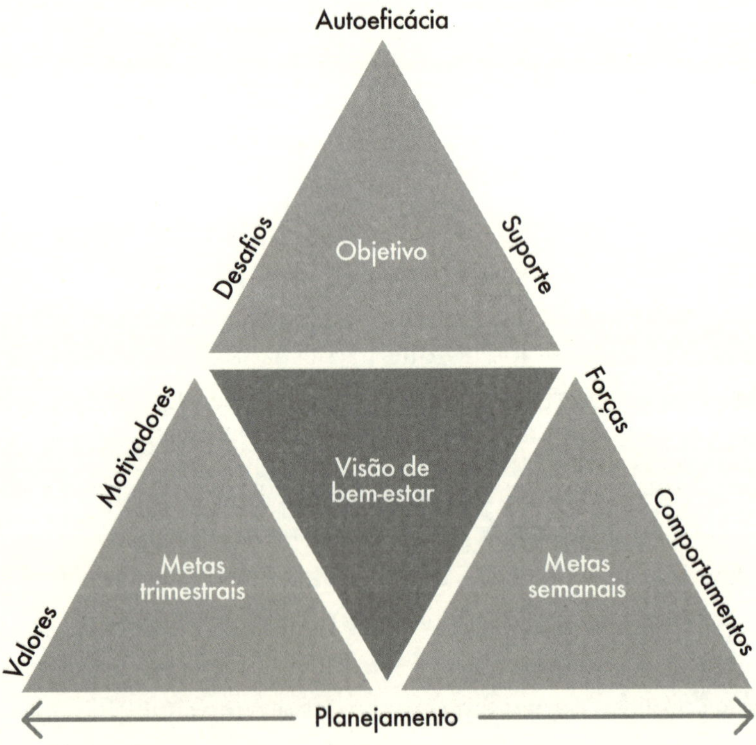

Essa descrição do que quer fazer e ser, em longo prazo (um ano, cinco anos, dez anos), gera a energia que move o indivíduo para frente nos estágios de mudança e abre o caminho para a autoeficácia e autoestima.

Alguns elementos que usamos durante o processo, representam uma parte essencial de uma visão de bem-estar, como, por exemplo:

- Valores (O que é mais importante e dá sentido à minha vida?).
- Comportamentos (O que eu quero fazer de forma consistente?).
- Motivadores (Por que isso é muito importante para mim, agora?).
- Forças (Em quais forças, talentos e habilidades eu vou me apoiar?).
- Desafios (Que desafios eu irei superar?).
- Recursos (De que tipo de recursos eu vou precisar? Tempo? dinheiro? etc.).
- Pessoas de apoio (Quem poderia me ajudar?).

Assim, a transformação de visão e intenção em ação e realidade ocorre com a definição de metas semanais, mensais e trimestrais de comportamentos a serem atingidas durante o programa que, em média, dura de 3 a 12 meses, de acordo com os objetivos definidos e a prontidão do cliente para a mudança.

REUNIÕES SEMANAIS OU QUINZENAIS DE 60 A 90 MINUTOS DURANTE 3 A 12 MESES

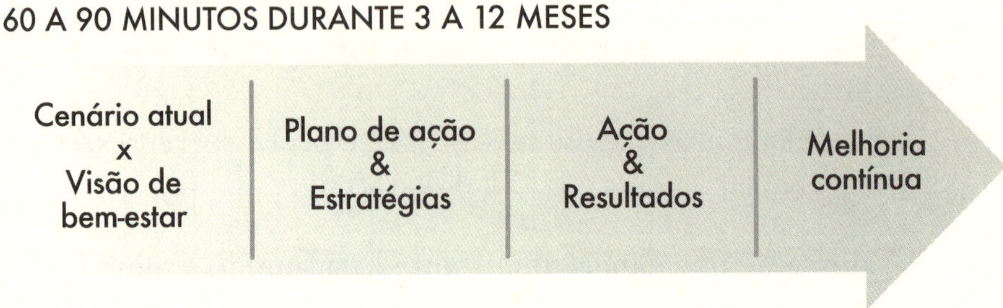

"Enquanto o progresso pode ser extremamente significativo durante os três primeiros meses, pode levar um ano para transformar uma área da sua vida, mudar seu *mindset* (modelo mental) e nunca voltar atrás." "Queremos que nossos clientes não apenas alcancem as metas que os trouxeram para o Coaching, mas também queremos que eles se tornem confiantes em suas habilidades para estabelecerem novas metas no futuro e enfrentarem desafios quando surgirem. Queremos que eles aprendam a aprender, assim podem avançar de maneira autodirigida e bem-sucedida."

As metas respondem aos critérios SMART – Specific, Measurable, Attainable, Realistic, Timely (Específico, Mensurável, Atingível, Realista, no Tempo) – e dão origem aos planos de ação, que fornecem a estrutura para as pessoas criarem novos hábitos de vida e adquirirem habilidades que tornem as mudanças sustentáveis.

Introduzido nos Estados Unidos há quase duas décadas, o Wellness Coaching constitui uma das soluções mais eficientes, com base em pesquisas científicas, para acelerar a obtenção de resultados positivos tanto na vida pessoal quanto profissional. Realizamos as sessões de Wellness Coaching semanal ou quinzenalmente, e entre uma sessão e outra o cliente se compromete com ações que representam pequenos passos em direção às metas mensais e trimestrais.

As técnicas e ferramentas utilizadas ao longo do programa são fruto de pesquisas e apresentam resultados comprovados em testes. Foram desenvolvidas no sentido de promover autonomia, insights e aprendizados, a fim de favorecer a sustentabilidade das mudanças comportamentais após a finalização do processo.

A MELHOR VERSÃO DE SI

Usamos em nossa rotina de trabalho conceitos mais recentes de Psicologia Positiva, sendo o Wellness Coach preparado para apoiar os clientes para serem mais confiantes, elevarem o seu nível de energia e vivenciar estados emocionais positivos. Com a premissa de que nada produz sucesso como o sucesso, enfatizam-se pequenas e grandes vitórias, forças e estratégias bem-sucedidas. O trabalho é construído a partir do que está funcionando bem para os clientes. O desenvolvimento da autoeficácia inicia-se com metas comportamentais realistas, que possibilitam novas experiências de sucesso e fortalecem a crença de que é possível atingi-las.

As pesquisas demonstram que conhecer e usar melhor nossas forças pode nos ajudar a:

- Aumentar nossa felicidade em todas as áreas da nossa vida (em casa, no trabalho, nas atividades extraprofissionais...).
- Melhorar nossos relacionamentos.
- Ter mais equilíbrio e mais saúde.
- Alcançar nossos objetivos de vida.

As 24 forças identificadas e desenvolvidas com mais frequência no processo de Wellness Coaching são:

1. Amor
2. Inteligência social
3. Liderança
4. Autorregulação
5. Coragem
6. Perseverança
7. Entusiasmo e energia
8. Criatividade
9. Curiosidade
10. Bondade e generosidade
11. Gratidão
12. Esperança
13. Justiça
14. Humor
15. Perdão
16. Prudência
17. Amor à aprendizagem
18. Trabalho em equipe
19. Autenticidade e honestidade
20. Espiritualidade
21. Apreciação da beleza e excelência
22. Humildade
23. Discernimento
24. Perspectiva e sabedoria

Quando descobrimos nossas forças e começamos a usá-las de forma consciente, conseguimos melhores resultados com menos esforço, o que nos permite:

- Gerenciar nosso nível de energia.
- Maximizar nossa produtividade e capacidade de realização.

- Superar desafios.
- Enxergar obstáculos como oportunidades para aprender e crescer.
- Construir uma estrutura de apoio para ir além do que faríamos sozinhos.

Usar a positividade para alcançar nossa visão de "eu ideal" resulta em autoestima elevada, que é a crença de que temos valor, e autoeficácia, que é a crença de que se somos capazes de iniciar e sustentar comportamentos desejados que apoiem uma sensação geral de bem-estar.

A FORÇA DAS EMOÇÕES POSITIVAS

A Psicologia Positiva trouxe um novo olhar sobre as motivações e capacidades do ser humano para a construção de uma vida feliz e saudável. Pesquisadores descobriram que os fatores externos não nos tornam felizes de modo duradouro e representam apenas 10% do peso dos fatores que aumentam a felicidade. Adaptamo-nos rapidamente ao ganho inesperado, mas logo queremos trocar estes prazeres por outros maiores quando sentimos a felicidade despencar.

Quando a culpa recai sobre as circunstâncias, a responsabilidade e a vontade são minimizadas ou mesmo eliminadas. Quando, ao contrário, a ação emana da escolha, a responsabilidade individual e o livre-arbítrio são, pelo menos em parte, suas causas.

Vejamos o exemplo de Nathália, que no início de 2014 nos procurou para resolver algumas questões de ordem profissional. Valorizava muito sua carreira e vinha construindo uma história de sucesso, utilizando suas melhores competências. Quando buscou o Coaching, encontrava-se em um momento de frustração e insatisfação no trabalho. Sentia-se incomodada por perceber que seu desempenho poderia ser ameaçado, pois já enfrentava dificuldade de manter uma relação empática com alguns pares e com o executivo responsável pela área em que atuava. Os desafios que lhe eram passados já não a entusiasmavam, pois sabia que poderia – e queria – fazer mais. Manter seu nível de produtividade elevado representava um esforço totalmente desconectado da sua energia, gerando conflitos internos e um imenso cansaço físico, mental e emocional, que lhe tirava a disposição de realizar atividades físicas e de estar mais "presente" nos momentos de prazer ao lado da família. As emoções negativas a mantinham refém de si mesma.

Quando, durante as sessões de Coaching, foi estimulada a refletir sobre o que estava funcionando, os resultados alcançados e como vinha usando suas forças e talentos para superar desafios, Nathália passou a experimentar mais positividade e plasticidade em sua forma de pensar e sentir, enxergando novas possibilidades para ir em direção aos objetivos e propósito de vida. A ansiedade deu lugar, gradativamente, à motivação, acompanhada de autoconfiança, autoestima e autoeficácia. Um de seus maiores aprendizados foi reconhecer que não conseguia enxergar as oportunidades latentes porque se encontrava numa posição muito crítica e defensiva. A partir dessas descobertas, começou a fazer escolhas importantes de forma consciente, que lhe trouxeram alegria, equilíbrio e satisfação em sua vida pessoal e profissional.

O QUE ESTÁ INDO BEM PARA VOCÊ AGORA?

Temos em nós a força para descobrir o que nos inspira, nos faz rir, ou o que nos dá esperança, e cultivar essas emoções. Segundo pesquisadores de Harvard, a positividade abre nossa mente e nosso coração e nos torna mais receptivos e criativos. Aumenta nossa capacidade de enxergar novas possibilidades e produzir nossos próprios recursos pessoais e sociais, desenvolver novas competências e atitudes, construir novos relacionamentos, e adquirir mais conhecimento.

As emoções positivas lançam luz sobre coisas que estão correndo particularmente bem para nós ou que têm o potencial de correr bem – isto é, situações que se coadunam com nossos objetivos. Além disso, os efeitos positivos das emoções podem se espalhar para as outras pessoas. Quando nos sentimos mais felizes e satisfeitos com nossa vida, nos tornamos mais compassivos e temos mais para oferecer aos outros. Vivenciar emoções positivas muda a maneira como vemos o mundo, como pensamos e como agimos.

Quando abrimos nossos corações às emoções positivas, nos permitimos descobrir e desenvolver novas habilidades, novas perspectivas e novas maneiras de ser. A beleza das emoções se encontra no fato de que são altamente individualizadas, dependendo de como as circunstâncias, eventos e ideias são interpretadas. Podemos ocupar nossas mentes com preocupações, dúvidas e demandas ou pensar de maneira positiva, o que nos permitiria ampliar a nossa visão, obter mais e melhores ideias e pensar em possibilidades.

A positividade também muda a forma como interagimos com os outros. Pensamos mais em "nós" do que no "eu", e quando nos sentimos bem, somos mais gentis, tolerantes e resilientes. Quanto mais emoções positivas as pessoas experienciam maior é o nível de sua resiliência. Ou seja, a resiliência é um recurso que pode ser construído. Entretanto, as emoções negativas têm seu espaço e estão associadas às nossas experiências cotidianas, mas não nos referimos à negatividade gratuita, aquela que nos transforma em pessoas pessimistas. Não podemos evitar todas as situações que provocam negatividade, mas podemos mudar a forma como lidamos com elas. Pessoas otimistas acreditam em suas atitudes, atendem prontamente às recomendações médicas, buscam estilos de vida mais saudáveis e agem para evitar as adversidades, enquanto as pessoas pessimistas se colocam em posição de impotência e passividade.

Um fator altamente relacionado com o otimismo é o grau de satisfação com a vida. Aqueles que apresentam um grau elevado de satisfação têm maior probabilidade de cuidar da alimentação, não fumar, se exercitar regularmente e dormir melhor. Mas existe a possibilidade das pessoas irem além, utilizando as suas maiores forças e potencializando o que elas fazem de melhor, cultivando mais emoção positiva, mais sentido, mais realização e melhores relacionamentos. A isso chamamos de "florescer". Pessoas que florescem são felizes, engajadas com um propósito, com suas famílias, comunidades, trabalho. São orientadas por um senso de propósito e fazem cada dia valer a pena. Saúde, produtividade e paz são efeitos do florescimento.

O poder da positividade é realmente transformador, por isso, convidamos você a responder às seguintes perguntas:

"O que está indo bem para você agora?"

"O que você pode celebrar com mais intensidade?"

REALIZE MUDANÇAS DURADOURAS NO SEU ESTILO DE VIDA

Entendemos por estilo de vida a maneira pela qual o indivíduo orienta a sua existência por meio de hábitos e comportamentos autodeterminados, voluntários ou induzidos, que podem contribuir para o desenvolvimento da sua saúde e a melhoria da sua segurança, ou constituir-se em fatores de risco para acidentes e a ocorrência de doenças.

A mudança comportamental é um processo – não um evento – constituído de vários estágios, nos quais podemos apresentar diversos níveis de prontidão e motivação, seja intrínseca ou extrínseca. A motivação pode ser definida como a probabilidade de aderir a uma estratégia específica de mudança. "Motivação não deve ser encarada como um traço de personalidade inerente ao caráter da pessoa, mas sim um estado de prontidão ou vontade de mudar, que pode flutuar de um momento para outro e de uma situação para outra."

O grau de interesse que demonstramos em relação a determinados assuntos pode também caracterizar nosso grau de motivação. Resistência e negação fazem parte do processo de mutação e podem representar sinais de que a estratégia motivacional não está funcionando, devendo ser modificada.

Os estágios pelos quais podemos transitar ao longo de um processo de mudanças ambientais ou comportamentais são os seguintes:

1. PRÉ-CONTEMPLAÇÃO – Não considero a possibilidade de mudar, nem me preocupo com a questão, pois não reconheço o problema;
2. CONTEMPLAÇÃO – Admito o problema, sou ambivalente e eventualmente considero a possibilidade de realizar mudanças no futuro;
3. PREPARAÇÃO – Inicio algumas mudanças, planejo, crio condições para mudar, reviso tentativas passadas;
4. AÇÃO – Realizo mudanças, invisto tempo e energia na execução da mudança;
5. MANUTENÇÃO – Entro num processo de continuidade das ações implementadas, a fim de manter os ganhos e prevenir uma possível recaída;

6. RECAÍDA – Falho na manutenção e retomo o hábito ou comportamento anterior – posso retornar a qualquer dos estágios anteriores.

No estágio de Pré-contemplação, o Wellness Coach fornece informações para ajudar seu cliente a se conscientizar sobre as consequências positivas e negativas de não fazer evoluir seu comportamento ou ambiente, e a perceber os benefícios da mudança.

A Contemplação caracteriza-se pela conscientização de que existe um problema, no entanto, o cliente apresenta certo grau de ambivalência: considera a mudança, mas ao mesmo tempo a rejeita. O papel do profissional é o de ajudar seu cliente a reconhecer sua força e habilidade de mudança e enxergar possíveis estratégias.

Na Preparação, o cliente está pronto e comprometido com a mudança e começa a elaborar seu plano de ação com o apoio do Wellness Coach, mas ainda não se sente confiante o suficiente para realizar as ações necessárias.

O próximo estágio é a Ação. O cliente toma uma atitude e executa as ações planejadas, usando o apoio como um meio de assegurar-se do seu plano e de desenvolver sua autoeficácia.

A Manutenção deve ser encarada pelo cliente como um estágio permanente, no sentido de prevenir a recaída e manter o novo comportamento e os ganhos obtidos durante o estágio de Ação ao longo da sua vida. As estratégias de prevenção à recaída são definidas pelo próprio cliente, gerando uma probabilidade maior de sucesso.

A Recaída é um aspecto essencial a ser entendido quando se fala em mudança de hábito. Muitas pessoas acabam recaindo e desistindo quando tentam mudar sozinhas. Após inúmeras tentativas, acabam perdendo total confiança na sua capacidade de mudar. Entretanto, a recaída faz parte do processo de mudança e com o apoio do Wellness Coach o cliente pode aprender com seus "erros", se fortalecer e redefinir suas estratégias, aumentando suas chances de sucesso em sustentar o novo comportamento até se tornar um hábito. É importante que a recaída não seja encarada como um fracasso do indivíduo ou do profissional, e sim como uma oportunidade de aprender e crescer.

A grande importância do reconhecimento do estágio no qual se encontra o indivíduo é perceber o seu real envolvimento no processo e tomar decisões sobre a metodologia a ser utilizada de forma totalmente personalizada, realista e fundamentada.

APRENDA A GERENCIAR A ANSIEDADE E O ESTRESSE

Com 80% das consultas médicas relacionadas ao estresse – segundo pesquisas de Harvard – esse mal silencioso tornou-se o inimigo número um do bem-estar. Em excesso, o estresse afeta não só nosso desempenho e produtividade, mas também todos os outros aspectos que contribuem para nosso bem-estar: os relacionamentos, os estados emocionais e a saúde.

O Wellness Coach está preparado para identificar os agentes estressores, e nos auxiliar a adquirir os conhecimentos e as ferramentas necessárias para gerenciarmos nosso nível de estresse. Muitas vezes, mesmo tendo consciência de que o estresse está nos prejudicando, não conseguimos achar um caminho para nos livrar dele. Foi o caso do diretor comercial de uma empresa multinacional que teve a oportunidade de realizar um processo de coaching com foco na gestão do estresse:

No inicio do processo, eu não acreditava que conseguiria ter a evolução que obtive, pois achava quase impossível passar a não ser mais tão impactado de forma direta pelo estresse. Entendia que era um componente inerente aos profissionais que ocupam funções estratégicas dentro de grandes organizações. Isto era tão comum para mim que não via a menor possibilidade de não ser atingido por este mal silencioso e que nos mata um pouquinho a cada novo problema que surge. Tinha plena consciência de que esta carga diária de estresse tem um efeito extremamente nocivo em nossas vidas, principalmente no longo prazo, como alguém que estaria exposto a uma carga diária de irradiação, mas que com o passar do tempo se acostuma com esta exposição e menospreza os danos como se eles fossem pequenos. De certa forma, você aprende a conviver com ele como se fosse uma coisa normal.

Hoje tenho a plena consciência de que podemos evoluir muito com a diminuição dos impactos nocivos do estresse em nossa saúde, nas relações com os que trabalham diretamente conosco e principalmente na nossa qualidade de vida. Tenho também a certeza de que dificilmente conseguimos mudar esta situação por conta própria. Não temos como resolver isto sem uma ajuda externa que nos faça ver o problema de fora, nos mostrando que de nada adianta internalizarmos estes efeitos ao longo de nossas vidas profissionais. O estresse com certeza tem um efeito devastador e silencioso, afetando nosso rendimento, nossa saúde, nossa vida pessoal e muitas vezes nos fazendo tomar decisões erradas por não estarmos suficientemente equilibrados para decidirmos da melhor forma. Tive a oportunidade de viver isto na pele, ao ter um derrame com trinta e poucos anos e que por sorte não me deixou sequelas, derrame este provocado por uma hipertensão adquirida ao longo de anos de trabalho e nunca detectada, mas que poderia até mesmo ter me matado. Reconheço que devo esta evolução ao processo de coaching, que me fez ver que os problemas podem e devem ser encarados com muito mais serenidade, pois assim conseguiremos, com certeza, melhores resultados em nossa vida profissional e pessoal.

Obrigado
J.M., 45 anos, diretor comercial.

Se o estresse não pode ser eliminado, ele pode ser gerenciado. Durante o processo de Wellness Coaching, temos a oportunidade de "parar para pensar" e perceber quais são nossas principais fontes de estresse, as consequências concretas na nossa vida e os benefícios de uma gestão eficaz das nossas emoções. Somos estimulados a refletir sobre possíveis soluções para chegarmos ao que acreditamos que possa funcionar melhor para nós a partir de estratégias eficazes de recomposição:

1. COGNITIVAS: identificamos nossas crenças e entendemos em que situações elas nos ajudam ou nos prejudicam antes de fazê-las evoluir.
2. EMOCIONAIS: aprendemos a identificar e gerenciar nossas emoções e trazemos à consciência as formas de defesa (lutar, fugir, desanimar ou travar).
3. FÍSICAS: exercícios físicos, sono de qualidade, alimentação saudável e equilibrada, respiração diafragmática etc.
4. DE CONSCIÊNCIA: *Mindfulness*, meditação, visualização, ioga etc.
5. FLOW: atividades interessantes, desafiadoras e prazerosas que cativam 100% da nossa atenção e nos dão a impressão de perder a noção de tempo quando são vivenciadas.

Quando convivemos com altos níveis de estresse no dia a dia de forma repetitiva, nos tornamos muito mais vulneráveis e temos muito mais dificuldade de adotar e manter hábitos saudáveis, que requerem muita energia para exercitar autocontrole e fazer escolhas conscientes.

DESENVOLVA INTELIGÊNCIA EMOCIONAL, FOCO E CONCENTRAÇÃO COM *MINDFULNESS*

Já imaginou poder manter o equilíbrio entre corpo e mente, reduzir o nível de estresse, ter mais foco e inteligência emocional?

Mindfulness, ou o Atenção Plena, é um estado mental alcançado por meio de práticas regulares e um dos recursos mais poderosos para se chegar a esses resultados. Alcança-se o estado de *Mindfulness* colocando-se, intencionalmente, a atenção nas experiências internas que estão operando no momento presente, como pensamentos, sensações físicas e emoções, de uma maneira aberta e compassiva, sem qualquer tipo de crítica, avaliação ou julgamento.

Podemos entrar em estado de *Mindfulness* quando passamos por experiências em que o tempo parece parar e ficamos plenamente presentes no que está acontecendo. Essas experiências ocorrem espontaneamente, mas rapidamente se esvaem por não serem conscientes. Originada na meditação budista, a prática de *Mindfulness* vem sendo objeto de estudo científico em renomados centros de pesquisas e, devido à eficácia comprovada, é uma das ferramentas utilizadas com sucesso em programas de Wellness Coaching para promoção de saúde e bem-estar.

TRANSFORME SEUS RELACIONAMENTOS COM A COMUNICAÇÃO EMPÁTICA

Em um mundo repleto de preconceitos e mal-entendidos, a comunicação empática é uma das soluções mais poderosas, econômicas e de fácil aplicação para gerar uma transformação positiva e imediata nas suas relações interpessoais.

Grande parte dos problemas e conflitos pode ser amenizada e evitada apenas com palavras e empatia. Saber se colocar no lugar do outro, ouvir o que de fato está sendo dito e expressar o que de fato queremos dizer, embora pareça tarefa simples, às vezes é das mais difíceis.

Conhecida e aplicada por milhares de indivíduos em mais de 70 países nos cinco continentes, a *Comunicação Não Violenta* (CNV) vem ajudando a revolucionar as relações intrapessoais, interpessoais e sociais, com um método simples e de alto impacto em quatro passos baseados na compreensão e no respeito das necessidades individuais.

Uma das questões mais importantes apontadas pela CNV, é que nossos sentimentos não são gerados pelo que os outros nos fazem, mas sim pelas nossas próprias necessidades.

Segundo seu criador, o psicólogo americano Marshall Rosenberg, os sentimentos positivos são relacionados às necessidades atendidas, e os sentimentos negativos relacionados às necessidades não atendidas.

Existe um amplo conjunto de necessidades consideradas universais que expressam os valores ou princípios coletivos, facilitando a compreensão do que estamos precisando ou do que o outro está precisando. Essa escuta empática nos permite romper as barreiras criadas pelas avaliações ou críticas, que afastam as pessoas no lugar de aproximá-las.

A CNV é utilizada frequentemente nos trabalhos de Wellness Coaching como uma ferramenta de desenvolvimento da inteligência emocional.

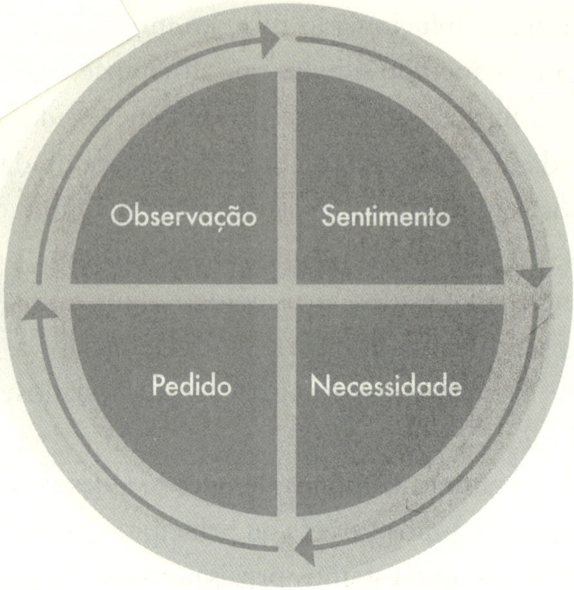

COMO VOCÊ USA O SEU TEMPO?

Quando perguntamos para as pessoas quantas horas elas gostariam que o seu dia tivesse, a maioria responde que 24 horas não é tempo suficiente para realizar tudo o que gostariam.

A "falta de tempo" tornou-se um dos motivos mais comuns mencionados pelos indivíduos para justificarem o fato de não fazer uma atividade física de forma regular, não se alimentarem de forma equilibrada, ou ainda não dormirem as horas necessárias para acordar com disposição e ter uma boa saúde.

Entretanto, como podemos explicar que algumas pessoas com muitas responsabilidades e com uma tonelada de tarefas a realizar ao longo do dia conseguem encontrar um tempo para si e caminhar, jogar tênis ou ainda andar de bicicleta? Será que essas pessoas têm mais horas no seu dia que outras?

Trazer para si a responsabilidade sobre o uso que faz do seu tempo é o primeiro passo para usá-lo de maneira a colocar sua energia nas coisas mais importantes para sua vida. Em seguida, procurar o apoio de um especialista para aprender a gerenciar o seu tempo com eficácia lhe permitirá aumentar a sua produtividade e reduzir o estresse relacionado à sensação de estar sobrecarregado. Existem ferramentas que ajudam a descobrir as maiores interferências no uso do tempo.

Algumas interferências mais comuns são:

- Falta ou excesso de planejamento.
- Necessidade excessiva de controle e dificuldade em delegar.
- Desorganização pessoal.
- Excesso de perfeccionismo.
- Gestão inadequada das prioridades.
- Dificuldade em dizer não.
- Falta de segurança nas tomadas de decisão.

Existem cursos e literaturas extremamente interessantes sobre o tema. Entretanto, percebemos que nossas principais barreiras são de ordem comportamental e, conforme falamos anteriormente, saber o que é preciso fazer não basta para resolver. Precisamos trabalhar nossos modelos mentais e nossas crenças, adquirir maior consciência sobre a forma como agimos em determinadas situações e quais são nossos gatilhos. Por exemplo, o que faz com que sejamos extremamente firmes e assertivos para dizer não para determinadas pessoas, e totalmente passivos e permissivos com outras?

Por que somos muito organizados no trabalho e não em casa, ou vice-versa?

Além de adquirir novos conhecimentos, técnicas e ferramentas para administrar melhor o tempo, precisamos nos conscientizar sobre nossos próprios padrões mentais e elevar nosso nível de autoconhecimento para poder evoluir.

Incentivado pelo Wellness Coach, cada cliente experimenta novas formas de fazer, reforçando sua autoconfiança e segurança em desenvolver novos comportamentos cada vez mais eficientes.

RETORNO FINANCEIRO PARA AS EMPRESAS

Um estudo realizado em 2009 pela Wellness Coaches USA, com oito empresas que implantaram programas de Wellness Coaching para 4 mil funcionários ao longo de 5 anos, mostrou um retorno financeiro médio de 4 dólares para cada dólar investido e um custo relacionado à saúde menor em 25%, no valor de 38 milhões de dólares, em relação ao mercado.

RETORNO FINANCEIRO MÉDIO

Fonte: Wellness Coaches USA – 2009

RESULTADOS COMPROVADOS

Durante o programa de Wellness Coaching, o indivíduo atinge resultados que não atingiria ou levaria muito mais tempo para atingir sem auxílio do profissional. Uma pesquisa realizada entre 2012 e 2015 evidenciou os seguintes resultados percebidos por indivíduos de 28 a 60 anos de idade, sendo 68% de homens e 32% de mulheres, exercendo profissões diversas:

- 95% aumentaram o foco no que é realmente importante.
- 95% ampliaram seu poder de aprendizado e conclusões construtivas.
- 89% aprimoraram seus relacionamentos.
- 89% desenvolveram novos comportamentos e habilidades.
- 88% elevaram sua autoestima, autoconfiança e automotivação.
- 83% reduziram seu nível de estresse em mais de 50%.
- 79% melhoraram significativamente sua qualidade de vida.

No gráfico seguinte, podemos observar o percentual médio de melhoria percebido no mesmo período, pelos mesmos indivíduos:

PERCENTUAL MÉDIO DE PERCEPÇÃO DE MELHORIA

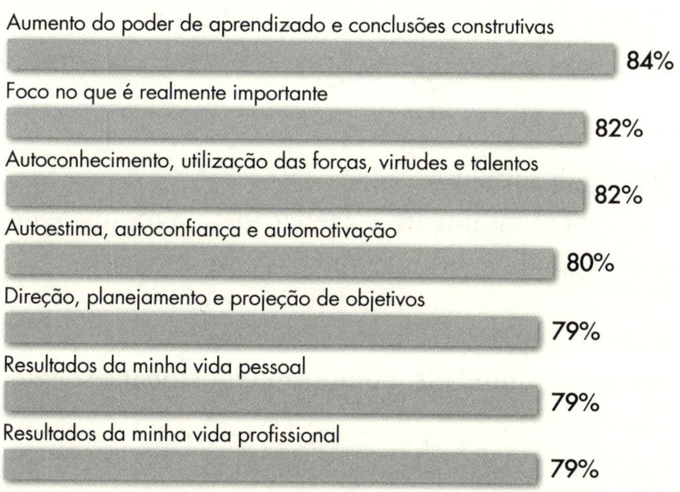

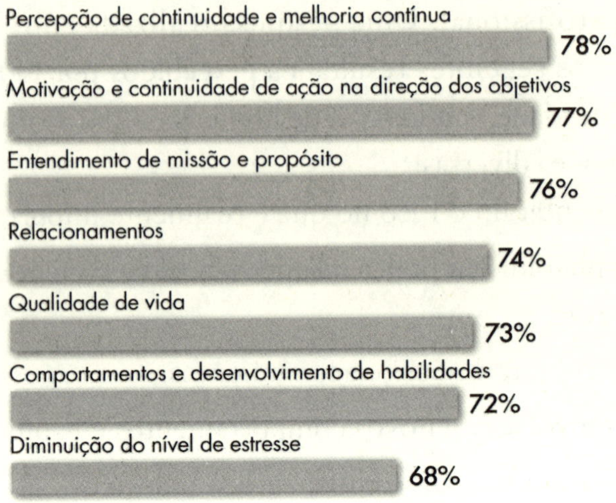

Fonte: Be Coaching Brasil

Outros resultados mais comuns observados e relatados por indivíduos que passaram pelo processo de Wellness Coaching:

EFICÁCIA E PRODUTIVIDADE:

- Aumento de foco e concentração.
- Melhoria no raciocínio e no desempenho.
- Melhor uso do tempo e gestão de prioridades.
- Tomadas de decisões com maior clareza e segurança.

RELACIONAMENTOS:

- Autoconhecimento.
- Melhor entendimento e aceitação de si mesmo e dos outros.
- Resolução de conflitos, dúvidas e problemas.

SAÚDE E VITALIDADE:

- Maior tranquilidade, equilíbrio emocional e sensação de bem-estar.
- Aumento de disposição e de energia.

- Redução de fatores de risco para a saúde (sedentarismo, sobrepeso, tabagismo, hipertensão arterial, diabetes, colesterol elevado e estresse crônico).
- Aumento de resiliência (capacidade de lidar com a adversidade).
- Redução dos níveis de ansiedade.

CONCLUSÃO

Definido por alguns como a ciência e a arte de facilitar a mudança positiva, o Wellness Coaching é um processo que visa a desenvolver e fortalecer o indivíduo, elevando sua capacidade de adaptação e realização. Uma abordagem equilibrada entre reflexão, planejamento e ação, para quem busca alcançar elevados níveis de desempenho e saúde de maneira sustentável. O objetivo é auxiliar os clientes a serem os especialistas em seu próprio bem-estar e a conectar os pontos entre quem eles são e quem eles querem ser.

GLOSSÁRIO

Ácido clorídrico: ácido produzido pela mucosa do estômago que ajuda no processo digestivo.

Adrenalina: hormônio produzido pela porção medular das glândulas suprarrenais.

Agorafobia: medo de lugares públicos e grandes espaços abertos.

Alcaloide: grupo de substâncias encontrado nos vegetais, com grande ação fisiológica sobre os animais.

Amenorreia: ausência de menstruação.

Aneurisma: dilatação da parede de um vaso gerando fragilidade.

Anorexia: redução ou perda de apetite.

Ansiolíticos: medicamentos usados para reduzir a ansiedade.

Arritmia: perturbação ou alteração do ritmo cardíaco.

Astenia: debilidade, fraqueza.

AVC: acidente vascular cerebral.

Bruxismo: ação de ranger os dentes durante o sono.

Calibre: redução de estreitamento de vaso sanguíneo.

Cefaleia: dor de cabeça.

Coagulação: processo pelo qual um sangramento é estancado.

Cognição: aquisição de um conhecimento.

Colite: inflamação do cólon, parte do intestino grosso.

Constipação: aperto, compressão.

Coping: a maneira pela qual enfrentamos uma determinada situação.

Corticoides: hormônios produzidos pela porção cortical das glândulas suprarrenais, entre eles o cortisol.

Débito cardíaco: volume de sangue ejetado por minuto pelo coração.

Dermatite: doença inflamatória da pele.

Dispneia: dificuldade de respiração.

Droga hipnótica: medicamento que induz o sono.

Eczema: lesão inflamatória da pele podendo ser acompanhada de descamação.

Embolia: obstrução de um vaso por um êmbolo sólido, líquido ou gasoso.

Eructação: arroto.

Esfíncteres: anéis musculares anatômicos existentes em estruturas ocas que se relaxam e se contraem regulando a passagem de conteúdo.

Estatina: grupo de medicamentos usado contra o excesso de gorduras no sangue.

Etiopatogenia: a causa da doença.

Extrassístoles: batimentos desordenados do coração.

Glândula: conjunto de células produtoras de substâncias que não se relacionam com a sua própria necessidade. A secreção pode ser lançada diretamente na corrente sanguínea ou para o exterior do órgão que a produz, através de um conduto.

Glicogênese: mecanismo de produção de glicose.

Glicogênio: substância usada como reserva energética pelo organismo.

Glicose: fonte de energia para o organismo, encontrado no sangue e em diversos alimentos.

Hipercoagulabilidade: excesso ou aceleração do processo de coagulação do sangue.

Hipertireoidismo: doença na qual a tireoide produz hormônios próprios em excesso.

Hipófise: glândula situada na base do crânio, responsável pela produção de vários hormônios.

Hipotálamo: parte do cérebro emocional responsável pela produção de hormônios que estimulam a hipófise a produzir seus hormônios e que controla o sono, a temperatura corporal, o metabolismo da água, entre outras funções.

Homeostasia: manutenção em nível constante das características internas do corpo.

Hormônio adrenocorticotrópico (ACTH): hormônio produzido pela hipófise, que estimula as glândulas suprarrenais.

Iatrogênico: alteração ou doença causada por um ato médico ou por um medicamento.

Insulina: hormônio secretado pelo pâncreas, com ação no uso do açúcar. A sua deficiência de produção e/ou da sua ação provoca o diabetes.

Isquemia: diminuição da passagem do sangue para um órgão ou tecido.

Lipídeos: gorduras.

Lipólise: quebra de gordura.

Líquor: líquido que circula pelo sistema nervoso central.

Metabolismo: conjunto de mecanismos químicos necessários ao organismo para formação, desenvolvimento e renovação das estruturas celulares e para produção da energia e de reações bioquímicas.

Miocárdio: o músculo cardíaco.

Neuroléptico: medicamento psicotrópico usado para as psicoses e nas agitações de origem neuropsiquiátricas.

Neurotransmissor: substância que a partir de um estímulo nervoso promove a passagem de informações e ação no órgão-alvo.

Ocitocina: hormônio cujo papel é estimular a contração uterina.

Pepsina: hormônio do suco gástrico responsável pela digestão das proteínas.

Peristaltismo: movimento de certos órgãos tubulares, como, por exemplo, o intestino.

Polineurite: agressão a vários nervos.

Progesterona: hormônio sexual feminino que transmite às mulheres características próprias.

Síncope: perda temporária de consciência, devido ao bloqueio no fluxo de sangue para o cérebro.

Sistema nervoso autônomo: porção do sistema nervoso que não se encontra sob controle da vontade e que se divide em duas partes: simpático e parassimpático.

Sistema nervoso central: porção do sistema nervoso composta de encéfalo, medula espinhal e meninges que os recobrem.

Somático: referente ao corpo.

Suprarrenais: glândulas situadas na parte superior dos rins, responsável, entre outros, pela produção dos hormônios do estresse.

Tecido linfático: conjunto de gânglios e vasos que transportam a linfa que intervém através de suas células na imunidade.

Timo: glândula que regride após a puberdade e com papel importante na imunidade.

Vias neurais: vias pelas quais são conduzidos os estímulos nervosos.

BIBLIOGRAFIA

ALBERT, Éric, BRACONNIER, Alain. *Tout est dans la tête*. Odile Jacob, 1992.

ALBERT, Éric e SAUNDER, Laurence. *Stress.fr*. Comment l'entreprise peut-elle agir face au stress de ses collaborateurs? Eyrolles, Éditions d'Organisation, 2010.

ALBERT, Éric, L. Bellinghausen, J. Collange, M.-C. Soula. Mesurer le stress professionnel (Archives des Maladies Professionnelles et de l'Environnement 71 (2010) 130–138, Institut Français d'Action sur le Stress).

ATKINSON, Jacqueline M. *Coping with stress at work*. Thorsons, 1998.

BARRETO, SF e SIQUEIRA, HM – *Ética e Interdisciplinaridade na abordagem ao trabalho usuário de álcool e/ou outras drogas*, in "Prevenção do uso de álcool e outras drogas no ambiente de trabalho Conhecer para ajudar", 3ª ed – Brasília: Ministério da Justiça. Secretaria Nacional de Políticas sobre Drogas – SENAD, 2012. 384p.

BARRETO, SF. Lima, JMB e Siqueira, HM. Prevenção no ambiente de trabalho, in Prevenção ao Uso de Álcool e Drogas, Diehl, A et Figlie, NB, Editora Artmed, 2014.

Brasil, Ministério da Previdência Social/Internet; Brasília: MPAS; c2014/2015; disponível: http://www.mpas.gov.br.

Brasil. Ministério da Saúde. Política Nacional sobre o Álcool. Decreto nº 6.117/2007.

BRUCHON-SCHWEITZER M, *Psicologia da saúde* 1994, Rascle et al., 1997.

Centro Brasileiro de Informação sobre Drogas Psicotrópicas – CEBRID/USP, São Paulo, 2013; acesso em abril de 2015, disponível: www.cebrid.epm.br.

DAMÁSIO, António. *O erro de Descartes*. Companhia das Letras, 1995.

DARWIN, Charles – *The expression of the emotions in Men and Animals*. Oxford University Press, 1998.

JUNGERMAN F.S. e LARANJEIRA R. Diretrizes de intervenção quanto à mudança de comportamento A Entrevista Motivacional – Ruth Borges Dias – Entrevista motivacional: bases teóricas e práticas. São Paulo: CD UNIAD – Unifesp, 1999.

European Commission (EC). Attitudes Towards alcohol, Luxembourg: Special Eurobarameter 272 Report, 2007.

European Network for Workplace Health Promotion. Newsletter 09/2010/.

FINAZZI-SANTOS, Marcelo Augusto; SOARES SIQUEIRA, Marcus Vinícius. Considerações sobre trabalho e suicídio: um estudo de caso. (*Rev. bras. saúde ocup.*, vol. 36, nº 123, São Paulo jan./junho 2011.

FLEISHMAN, J. A., 1984; S. Folkman & Lazarus, 1984 & 1988, *Stratégies de Coping*.

FREDRICKSON, Barbara L. *Positivity* (Positividade).

http://news.sciencemag.org/biology/2014/06/how-stress-can-clog-your-arteries.

http://news.stanford.edu/news/2007/march7/sapolskysr-030707.html

https://www.ted.com/talks/robert_sapolsky_the_uniqueness_of_humans (video).

Job Strain, Job Insecurity, and Incident Cardiovascular Disease in the Women's Health Study: Results from a 10-Year Prospective Study: www.ncbi.nlm.nih.gov/pmc/articles/PMC3399852/ – Natalie Slopen, Robert Glynn, Julie Buring, Tené T. Lewis, David Williams e Michelle Albert.

KABAT-ZINN, John. *Full Catastrophe Living: Using the Wisdom of Your Body and Mind to Face Stress, Pain, and Illness*. Bantam/Random House, 2013.

KAHNEMAN, Daniel. *Rápido e devagar: duas formas de pensar*. Objetiva, 2012.

KEGAN, Robert e LAHEY, Lisa Laskow. *Immunity to Change*. Harvard Business Press, 2009 Harvard University Graduate School of Education.

KUHN, Simone, HAGGARD, Patrick, BRASS, Marcel. Differences between endogenous and exogenous emotion inhibition in the human brain. INJ Brain Structure and Function, maio de 2014, vol. 219, issue 3.

LEDOUX, J. *Cognitive-emotional interactions in the Brain*. In the Nature of Emotion: Fundamental Questions. P. Ekman e R. Davidson, Oxford University Press, 1994.

LIMA, 2007. *Alcoologia. O alcoolismo na perspectiva da Saúde Pública*. Ed. MedBooK, RJ, 2007.

LIMA, JMBL. *Para além da Lei Seca* – in "Saúde e trânsito", Moreira, F; Arquimedes Editora. Rio de Janeiro, 2013.

MATOS, Amélio F. Godoy; MOREIRA, Rodrigo O; GUEDES, Erika P. Aspectos neuroendócrinos da síndrome metabólica. *Arq Bras Endocrinol Metab*. vol. 47 nº 4, agosto de 2003.

Ministério da Saúde: http://portalsaude.saude.gov.br.

MOYERS, Bill. *A cura e a mente*. Rocco, 1995.

National Institute for Drug Abuse (NIDA). Archives materials/Internet. Bethesda; NIDA; c 2014/2015; acesso em abril de 2015; disponível: http://archieves.drugabuse.gov/index.html;

O'CONNOR, Richard. *Undoing Perpetual Stress*. Berkley Books, 2005, vencedor do prêmio Books for a Better Life de 2005.

Organización Mundial de La Salud. Alcohol – Estratégia mundial para reducir el uso nocivo del alcohol. Genebra, Suíça, 2010.

Paille, F. L'alcool: de l' usage à la dependance. Laboratorie Roche/Facultè de Medicine de Nancy, França, 2001.

PERT, Candace. *Conexão Mente, Corpo, Espírito*. Prolibera, 2009.

PROCHASKA, James. *Modelo transteórico de mudança comportamental*.

Relatório da Commission on the Measurement of Economic Performance and Social Progress, publicado em setembro de 2009 http://www.stiglitz-sen-fitoussi.fr/en/

ROI of Wellness Coaching – Wellness Coaches USA http://blog.wellnesscorporatesolutions.com/2012/08/wellness-programs-roi-of-health-coaching.html

ROSEN, Howard J. e LEVENSON, Robert W. *The emotional brain: combining insights from patients and basic science*. Neurocase, junho de 2009.

ROSENBERG, Marshall B. *Non Violent Communication* (Comunicação Não Violenta).

SAUNDER, Laurence. *L'énergie des émotions; Comprendre les émotions pour mieux les utiliser en entreprise*. Groupe Eyrolles, 2009.

SELIGMAN, Martin. *Fluores* (Florescer).

SERVAN SCHREIBER, David. *Curar o stress, a ansiedade e a depressão sem medicamentos nem psicanálise*. Sá Editora, 2007.

S. FOLKMAN, R.S. LAZARUS. The Relationship between coping and Emotion: Implications for Theory and Research Science and Medicine.

SHARRER, V. W, & RYAN-WENGER, N.M. (1995). A longitudinal study of age and gender differences of stressors and coping strategies in school-aged children. *Journal of Pediatric Health Care*, 9(3), 123-30.

Teste de forças Via Me www.viacharacter.org/survey/account/register

URURAHY Gilberto e ALBERT, Éric – *O cérebro emocional – As emoções e o estresse do cotidiano*, Editora Rocco, 2005.

World Health Organization. 2005. Mental health policies and programs in the workplace.

www.nationalsexstudy.indiana.edu/ The National Survey of Sexual Health and Behavior (NSSHB), conduzido por pesquisadores do Centro para a Promoção de Saúde Sexual da Faculdade de Medicina da Universidade de Indiana.

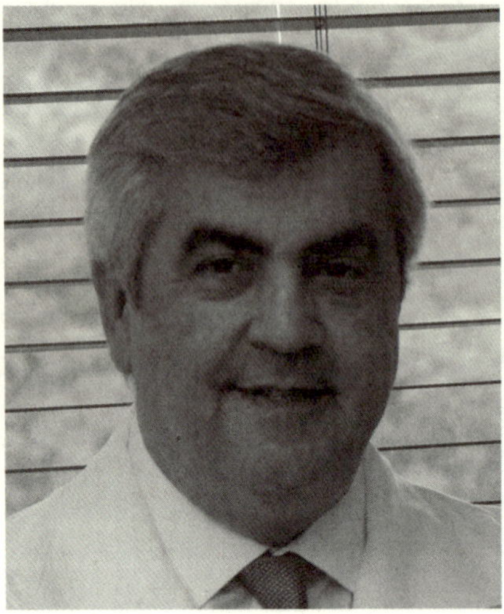

GILBERTO URURAHY é médico há 35 anos com longa atuação em Medicina Preventiva e em saúde corporativa. Em 1990, juntamente com o médico Galileu Assis, desenvolveu a Med Rio Check-up (com duas unidades no Rio de Janeiro). Líder brasileira em check-up médico para executivos, a clínica já realizou ao longo de 25 anos mais de 100 mil check-ups médicos em profissionais das maiores empresas nacionais e multinacionais implantadas no Brasil. É autor de dois livros – em parceria com o médico Éric Albert: *Como se tornar um bom estressado*, Editora Salamandra, 1997, e *O cérebro emocional – As emoções e o estresse do cotidiano*, Editora Rocco, 2005. É, desde 2003, responsável pelo Comitê de Saúde da Câmara Francesa no Rio de Janeiro e, desde 2009, da Câmara Americana no Rio de Janeiro. É também membro do Conselho da Cidade do Rio de Janeiro e Benemérito da Academia Nacional de Medicina.

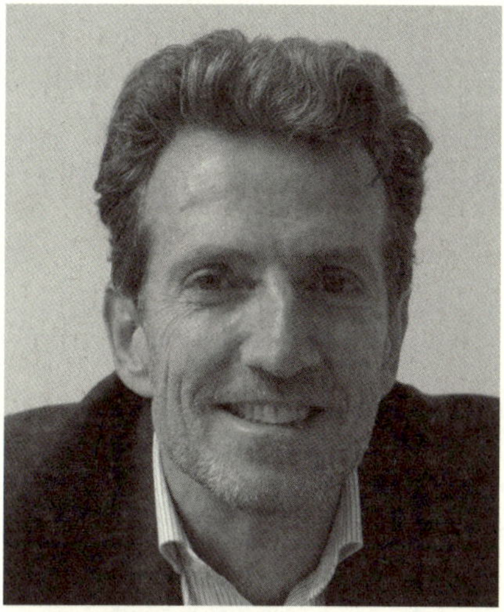

ÉRIC ALBERT é psiquiatra, sócio-fundador e dirigente, em Paris, do Instituto Francês de Ações sobre o Estresse (IFAS), há 25 anos. Conselheiro em gestão especializada sobre bem-estar no trabalho, comportamentos e sobre a evolução das culturas empresariais, atua, em parceria com seu time de profissionais, junto a equipes de dirigentes de grandes grupos empresariais internacionais para ajudá-los a aperfeiçoar sua eficácia individual e coletiva, preservando o bem-estar. É editorialista do jornal *Echos* desde 2011, tendo publicado mais de dez livros para o grande público, entre os quais: *Partager le pouvoir, c'est possible* (Dividir o poder é possível), Editora Albin Michel – 2014; "Stress.fr", Editora d'Organisation – 2010 (menção especial prêmio de qualidade), *N'obéissez plus!* (Não obedeça mais), Editora d'Organisation – 2002 (prêmio de RH 2002, menção especial), *Le manager est un psy* (O gerente é um psi), Editora Odile Jacob e *Tout est dans la tête* (Tudo está na cabeça), Editora Odile Jacob.

Impressão e Acabamento:
EDITORA JPA LTDA.